Coulter

Hahnemann und die
Homöopathie

Hahnemann und die Homöopathie

Eine medizinhistorisch begründete
Einführung in die Grundgedanken
der homöopathischen Heilkunst

Von Harris L. Coulter

Aus dem Amerikanischen übersetzt von
Thomas von Grudzinski

Karl F. Haug Verlag · Heidelberg

Die Deutsche Bibliothek – CIP-Einheitsaufnahme

Coulter, Harris L.:
Hahnemann und die Homöopathie / von Harris L. Coulter. Aus dem Amerikan. übers. von Thomas von Grudzinski. – Heidelberg: Haug, 1994

  Einheitssacht.: Hahnemann and homoeopathy <dt.>
  ISBN 3-7760-1399-0

Originaltitel: Hahnemann and Homoeopathy
aus: Divided Legacy

© 1977 by Harris L. Coulter

Erschienen 1988 in Wehawken Book Co., Washington, D.C. und
North Atlantic Books, Berkeley, Cal.

© 1994 Karl F. Haug Verlag GmbH & Co., Heidelberg

Verlags-Nr. 2399 · ISBN 3-7760-1399-0

Gesamtherstellung: Druckerei Heinrich Schreck, 67485 Maikammer/Pfalz

4

Inhalt

1. Die Stellung der Homöopathie in der Medizingeschichte

Dem in der sogenannten „modernen wissenschaftlichen Medizin" ausgebildeten Arzt oder Medizinstudenten dürfte vieles vertraut vorkommen, wenn er im Folgenden liest, wie Samuel Hahnemanns Lehren sich durch die Auseinandersetzung mit dem Denken seiner Zeit entwickeln und in einer radikal neuen medizinischen Auffassung, genannt Homöopathie, kulminieren.

Hahnemanns Beschreibung der Schulmedizin seiner Zeit (die sich selbst für äußerst „wissenschaftlich" hielt) läßt sich nämlich mit einigen Veränderungen an der Fachterminologie zwanglos auf die „moderne wissenschaftliche Medizin" übertragen. Auch seine „homöopathische" Kritik hat ihre Gültigkeit vollständig behalten.

Der Arzt oder Medizinstudent wird verblüfft registrieren, daß die Mängel, die schon Hahnemanns Spott und Zorn hervorgerufen haben, aus der Schulmedizin nicht beseitigt, sondern lediglich mit neuen Ausdrücken belegt worden sind. Deshalb begibt sich der homöopathische Arzt des ausgehenden zwanzigsten Jahrhunderts, wie vor ihm Hahnemann, in Opposition zur Schulmedizin.

Im Rahmen meiner vierbändigen Untersuchung der abendländischen Medizin, *Divided Legacy: a History of the Schism in Medical Thought,* habe ich versucht, den Zusammenstoß zwischen Hahnemann und der Schulmedizin im Rahmen des Gegensatzes medizinischer Empirismus/medizinischer Rationalismus darzustellen.

Der Gegensatz besteht unvermindert bis heute fort, wobei die rationalistische Richtung von der „modernen naturwissenschaftlichen Medizin"[1] repräsentiert wird, die empirische von der Homöopathie.

Die sozio-ökonomischen Gründe für Zählebigkeit des medizinischen Rationalismus, warum er sich trotz der bekannten therapeutischen Unzulänglichkeiten und der unwiderlegbaren Kritik Hahnemanns einer derartig starken Unterstützung in medizinischen Kreisen erfreut, sind in *Divided Legacy, Band III,* detailliert beschrieben. Hier ist lediglich beabsichtigt, allgemein zu zeigen, welche Stellung die Homöopathie in der

---

[1] „Schulmedizin", „Universitäts-Medizin", „medizinisches Establishment", „Allopathie", „richtige Medizin", „orthodoxe Medizin".

Medizingeschichte einnimmt und wie Hahnemanns Formulierungen mit dem Rationalismus seiner und unserer Tage kontrastieren, so daß der Student der Homöopathie ein historisches Verständnis von der Entwicklung dieser Lehre bekommt.

Die Aufspaltung des ärztlichen Denkens in medizinischen Empirismus und Rationalismus läßt sich schon im hippokratischen Werk, das aus dem fünften vorchristlichen Jahrhundert stammt, nachweisen.

Die empirische Tradition, die schließlich auch die Homöopathie hervorbrachte, wurzelt in den Schriften *Prognostikon, Die epidemischen Krankheiten I, Die epidemischen Krankheiten III, Aphorismen, Die Kunst, Die alte Heilkunst* und *Die Diät in akuten Krankheiten.* Wie jeder Student der antiken Medizin weiß, bilden diese Schriften den Kernbestand der hippokratischen Medizin. Der Empirismus ist also eine Entwicklung der klassischen hippokratischen Lehre.

Andere hippokratische Schriften, besonders *Die Natur des Menschen, Luft, Wasser und Ortslage, Die gesunde Lebensführung* und *Die heilige Krankheit,* bilden den Keim des medizinischen Rationalismus.

Die Begriffe Rationalismus und Empirismus in der Medizin stammen aus dem Rom der frühchristlichen Periode, als sich zwei ideologisch und ökonomisch miteinander konkurrierende Gruppen von Ärzten bildeten. Bedeutende empirische Denker waren: Theophrastus Paracelsus (1490–1541), Jan Baptista van Helmont (1578–1644), Thomas Sydenham (1624–1689), Giorgio Baglivi (1668–1707), Georg Ernst Stahl (1660–1734), Rene Laennec (1781–1826), Louis Pasteur (1822–1895), Elie Metchnikoff (1845–1916) und Emil von Behring (1854–1917).

Bedeutender aber als sie alle ist Samuel Hahnemann, dessen Lehren seit 200 Jahren sich als immer stärker erweisen.

Einflußreiche rationalistischen Denker seit Galen sind: Rene Descartes (1596–1650), Friedrich Hoffmann (1660–1742), Hermann Boerhaave (1668–1738), Benjamin Rush (1745–1813), Robert Koch (1843–1910) und Paul Ehrlich (1854–1915).

Eine Variante des Rationalismus, der Methodismus, der alle Kausalbeziehungen als Bewegungen von Atomen oder Korpuskeln beschreibt, blühte im antiken Rom und wurde in der Moderne durch William Cullen (1710–1790), John Brown (1735–1788), F.J. Broussais (1772–1838), Francois Magendie (1783–1855), Claude Bernhard (1818–1878) und besonders von Rudolf Virchow (1821–1902) weiterentwickelt.

Wie schon erwähnt, ist die herrschende Medizin der industrialisierten Gesellschaften am Ende des zwanzigsten Jahrhunderts nach Geist und Struktur rationalistisch oder rationalistisch/methodistisch. Obwohl ihre Anhänger und Verfechter sie als „wissenschaftliche Medizin" bezeichnen, läßt sich dies, wie wir zeigen werden, mit guten Gründen bestreiten.

Während der gesamten Geschichte der abendländischen Medizin waren die jeweiligen empirischen und die rationalistischen Lehren (1) in sich logische und zusammenhängende Gedankengebäude und (2) in jeder Hinsicht gegensätzlich. Die Begriffe von „Krankheit", „Ursache" und „Symptom", die Prinzipien der Therapie, die Beziehung zwischen Theorie und Praxis, kurz, alle Elemente des medizinischen Denkens widersprachen sich.

Wollte man eine einzelne Grundannahme suchen, durch die sich die gesamte gedankliche Entwicklung der beiden Lehren unterscheidet, so käme man darauf, daß die Empiriker für den Vitalismus eintreten, die Rationalisten für ein mechanistisches oder chemisches Verständnis des lebenden Organismus.

Dieser Grundkonflikt bestimmt alle anderen Widersprüche zwischen beiden Schulen.

Der empirische Vitalismus basiert auf der Annahme, daß die Gesetze, die den lebendigen Körper regieren, dem Körper eigentümlich und nur durch seine Beobachtung in Krankheit und Gesundheit zu erfassen sind. Der Rationalismus andererseits glaubt, die Tätigkeiten des Körpers ließen sich im Rahmen eines Denkgebäudes, einer „Hilfswissenschaft", die diesen Tätigkeiten äußerlich ist, verstehen. In der Antike stützte sich der Rationalismus dabei auf die formale Logik. Heute beruft er sich auf die Chemie („Biochemie") oder die Physik („Biophysik"). In anderen historischen Epochen dienten die Mathematik oder die Mechanik als Grundlage. Allen diesen Versuchen gemeinsam ist die Absicht, den lebenden Organismus dadurch zu erklären, daß man Denkkategorien anwendet, die außerhalb von ihm gewonnen wurden.

Gerade diesen Grundgedanken der Erklärbarkeit des Lebendigen verwirft der Empirismus. Für ihn ist das Leben einzigartig und folgt seinen eigenen Gesetzen, es erklärt sich nur durch sich selbst. Nur durch Beobachtung in Krankheit und Gesundheit erhellen sich die Gesetze des Lebendigen, nur durch diese Beobachtungen kann der Arzt das erforderliche Wissen erlangen, um wirksam und zuverlässig zu heilen.

Der Begriff „Vitalismus" hat im Laufe der Geschichte eine Vielfalt von Bedeutungen durchlaufen. Wir benutzen ihn in dem Sinne, daß die *Gesetze*, die das Verhalten der lebendigen Organismen regieren, sich von denen, die die tote Materie bestimmen, unterscheiden. Der Organismus ist spontan und reaktiv, ständig nimmt er es mit den von außen auf ihn eindringenden Einflüssen auf und versucht, sie zu überwinden. Er verhält sich also zweckhaft, wobei die Natur und Form seiner Reaktionen von den Herausforderungen der Umwelt und von seiner individuellen Spontaneität geprägt werden.

Die Reaktionen umfassen auch Funktionen, die isoliert betrachtet, den Gesetzen der Physik und Chemie unterliegen, doch bleiben diese immer den Tätigkeiten des Gesamtorganismus untergeordnet: „Biophysikalische" und „biochemische" Gesetze sind immer den Gesetzen der Vitalität untergeordnet, die Tätigkeiten, Gefühle und Veränderungen des Körpers können letztlich nur im Rahmen seiner Bedürfnisse, Triebe und Ziele verstanden werden.

Erst im Moment des Todes fällt der Organismus ganz unter die Gesetze der Physik und Chemie. Während des Lebens läßt sich sein Verhalten nicht dadurch bestimmen, daß man extrapoliert, was man auf zellulärer, subzellulärer und molekularer Ebene beobachtet. In Wirklichkeit läßt sich umgekehrt das Verhalten auf zellulärer, subzellulärer und molekularer Ebene erst dann interpretieren, wenn man das Verhalten des Gesamtorganismus beobachtet und verstanden hat.

Der so definierte ärztliche Vitalismus ist nie widerlegt worden, und er kann auch gar nicht durch biochemische oder biophysikalische Experimente und erst recht nicht durch logische Argumente widerlegt werden. Nur eine therapeutische Praxis, die auf den vitalistischen Axiomen und Postulaten beruht, die Erfahrung also, ermöglicht ein Urteil.

Rationalistische medizinische Autoren arbeiten gewöhnlich mit einem entstellten Begriff von „Vitalismus". Er besagt, daß sich organische *Materie* qualitativ von anorganischer unterscheidet. Folglich ist dann durch die Synthese der organischen Substanz Harnstoff durch Friedrich Woehler (1828) der Vitalismus „widerlegt". Wenn eine „vitale" Substanz im Laboratorium synthetisiert werden kann, so lautet das Argument, brauche man keine Vitalität oder „Lebenskraft".

Dies ist nach unserer Auffassung eine falsche Interpretation des Vitalismus, der sich ja vom Mechanismus nicht dadurch unterscheidet, daß er organische Substanzen und Gewebe für etwas qualitativ anderes als

10

anorganische Substanzen hält, sondern dadurch, daß er die *Gesetze* des lebenden Organismus von denen der nicht-lebenden Materie unterscheidet.

Für den empirischen Arzt ist Krankheit ein Teil des reaktiven, vitalen Prozesses, ein Kampf des gesamten Organismus. Diese Auffassung von „Krankheit als Reaktion" oder von „Krankheit als Kampf" führt den Arzt unausweichlich dazu, die Betonung auf die Widerstandskräfte des Patienten zu legen, und tatsächlich spielt dieser Faktor in der gesamten empirischen Tradition eine viel größere Rolle als im medizinischen Rationalismus.

Das grundlegende Verfahren, das der erkrankte Körper anwendet, erinnert an einen Verdauungsprozeß, der nicht im Magen, sondern irgendwo im übrigen Körper stattfindet. Die hippokratischen und die anderen empirischen griechischen Autoren nannten diesen Vorgang *pepsis,* in den antiken lateinischen Texten heißt er *coctio.* Er umfaßt die „coctio" (das „Kochen"), die Umwandlung und die Ausscheidung der Krankheitsursache. Ein derartiges „Kochen" muß die Anwendung von Hitze umfassen, und tatsächlich begleiten oft Fieber oder Entzündung die „coctio".

Im späten neunzehnten Jahrhundert feierte die „coctio" in der Phagozytose Metchnikofs eine Wiederauferstehung, ein Beispiel dafür, wie Jahrhunderte alte Konzepte sich neu definieren und in moderner wissenschaftlicher Terminologie wiedergeben lassen.

Wie Krankheit überhaupt, so begreift der medizinische Empirismus auch die einzelnen Symptome als positive Äußerungen der Heilanstrengung des gesamten Organismus. Der Prozeß der *coctio* äußert sich sinnlich wahrnehmbar im Symptomenmuster des Patienten, es charakterisiert präzise die Art, wie *dieser* Organismus in *diesem* zeitlichen Moment *diese* Krankheitsursache bekämpft. Die Symptomenmuster unterscheiden sich von Patient zu Patient hinsichtlich (1) seiner „genetischen" Ausstattung, seiner Vorgeschichte und seiner spontanen Eigenarten und (2) hinsichtlich der speziellen krankmachenden Einflüsse. Ein innerer, patho-physiologischer Prozeß in dem konkreten, einzelnen Patienten zu einem bestimmten Zeitpunkt läßt sich dagegen nicht mit Gewißheit erkennen. Der Arzt kann sich immer nur der äußeren Manifestationen, d.h. der Zeichen und Symptome, sicher sein. Diese sind deshalb von alles überragender Bedeutung.

Prinzipiell kann die medizinische Wissenschaft natürlich Wissen über physiologische, biochemische und andere innere Prozesse erwerben, doch lassen sich diese Informationen nicht präzise und zuverlässig auf einen bestimmten, individuellen Patienten anwenden. In Wirklichkeit nämlich weicht der individuelle Patient immer von der Norm der allgemeinen patho-physiologischen Gesetzmäßigkeiten ab. Weil es aber Aufgabe des Arztes ist, diesen bestimmten, individuellen Patienten zu behandeln, und nicht Patienten im allgemeinen,[2] sind die patho-physiologischen Allgemeinsätze hierbei, wenn überhaupt, nur von geringem Nutzen.

Nach der empirischen Lehre ist jede Krankheit immer schon ein (wenn auch vielleicht untauglicher) Heilungsversuch, d.h. der Organismus hat immer schon selbst die Initiative ergriffen und weist dem Arzt den Weg. Dieser nimmt die Hinweise auf und sucht, die Bestrebungen des Organismus zu fördern.

Diese Sicht von Krankheit führte zu der Idee, mit *ähnlichen* Arzneien zu behandeln, mit Arzneien, die dem Körper auf dem Wege, den er schon eingeschlagen hat, helfen und ihre Kraft der einsetzenden Heilungsanstrengung des Organismus hinzufügen.

„Ähnlichkeit" hat in der Medizingeschichte unterschiedliche Bedeutungen gehabt. In der Antike favorisierten die Empiriker das *secundum remedium,* das „fördernde" oder „unterstützende" Mittel, das den Bemühungen des Körpers, die Krankheitsursache zu „verkochen" und auszuscheiden, ähnlich war. Paracelsus gab ein Mittel, das dem chemischen Element, welches der Krankheit des Patienten mutmaßlich zugrunde lag, ähnelte.

Erst Hahnemann gelang es, dem Begriff der „Ähnlichkeit" eine exakte Bedeutung zu geben, als er die Arzneimittelprüfung am Gesunden einführte. In der Homöopathie wird jede als Arzneimittel vorgesehene Substanz zunächst gesunden Personen („Prüfern") verabreicht, an denen man beobachtet, wie sich ein für die jeweilige Substanz spezifi-

---

[2] „Man sieht auch nicht ein, was ein Weber oder Schreiner für einen Nutzen in seiner Kunst davon haben soll, daß er das Gute an sich kennt, oder wie einer ein besserer Arzt oder Feldherr wird, ‚wenn er die Idee des Guten betrachtet hat'. Es scheint ja der Arzt nicht einmal die Gesundheit an sich zu suchen, sondern die Gesundheit des Menschen oder vielleicht eher die Gesundheit dieses bestimmten Menschen. Denn er heilt den Einzelnen" (Aristoteles 1984, *Nikomachische Ethik,* 1097a, 8–14).

sches Symptomenmuster entwickelt. Die Substanz wird dann verwendet, um Patienten zu behandeln, die ein ähnliches Muster aufweisen.

Die „Ähnlichkeit" besteht also zwischen den Symptomen der gesunden „Prüfer" und den Symptomen des zu behandelnden Patienten. Weil alle Informationen, auf die sich der Arzt bei der Bestimmung der Ähnlichkeit stützt, symptomatischer Natur sind, verstößt diese Behandlungstechnik nicht gegen Hahnemanns strikte Forderung, die Therapie dürfe sich nicht auf Vermutungswissen über die inneren pathophysiologischen Prozesse gründen.

Nach der empirischen Lehre deckt die ähnliche Arznei genau die Bedürfnisse des Patienten, d.h. sie paßt zu seiner Idiosynkrasie und ist sein „Spezifikum". Der Empirismus verzichtet auf die chemische Analyse und Klassifizierung der Wirkungsmechanismen von Arzneien. Er betrachtet alle Arzneimittel als eine große Sammlung von „Spezifika".

„Krankheit als Reaktion" läuft grundsätzlich immer in der gleichen Form ab – in den hippokratischen Schriften als *pepsis (coctio, crisis* und *evacuatio)* beschrieben. Die *allgemeinen* Charakteristika dieser Reaktion weisen alle Patienten auf, sie sind deshalb für die Diagnose eines spezifischen Heilmittels ungeeignet. Hierzu sind die Symptome erforderlich, die die Patienten unterscheiden. Die empirische, therapeutische Lehre zwingt den Arzt, die Patienten in ihrer Individualität zu erfassen, das Augenmerk auf ihre Eigenarten zu richten und nicht auf das, was sie gemeinsam haben.

Zu Beginn der empirischen Tradition lehrte die antike Medizin das Primat der „eigentümlichen, persönlichen" Symptome (lat.: *propria)* über die „gewöhnlichen, gemeinsamen" (lat.: *communia),* die Homöopathie schließlich, Höhepunkt und Vollendung des medizinischen Empirismus in der Neuzeit, stützt die Mittelwahl fast ausschließlich auf die „auffallenderen, sonderlichen, ungewöhnlichen und eigenheitlichen" Symptome.

Indem der Empirismus die ungewöhnlichen und einmaligen Züge eines jeden Falles betont, wendet er sich scharf gegen jede Lehre von „Krankheiten". Zwar akzeptiert er, dem traditionellen Sprachgebrauch folgend, den Begriff „Krankheit" etwa für Malaria und Syphilis, doch sind für ihn die allgemeinen, „krankheitstypischen" Symptome, aufgrund derer der Patient einer dieser „Krankheiten" zugeschlagen wird, für die Behandlung unwichtig, angesichts seiner eigentümlichen Symptome, die ihn von allen anderen, an der gleichen „Krankheit" leidenden Patienten unterscheiden.

Folglich ist die Zahl der Krankheiten für den Empirismus sehr groß, ja unendlich, nämlich genau so groß, wie die Anzahl aller Patienten der Welt, die existieren und jemals existiert haben. Er bestreitet die Realität von Krankheiten als „Einheiten" oder „Entitäten", die separat vom Organismus gedacht werden und diesen „befallen" oder die er dann „in sich trägt".

Der medizinische Rationalismus bestreitet, daß der lebende Organismus eigenen Gesetzen folgt; er glaubt, daß die Lebensfunktionen sich restlos auf Gesetze, die in anderen Disziplinen gewonnen wurden, zurückführen und somit erklären lassen. Im sechzehnten und siebzehnten Jahrhundert stützte er sich dabei auf die Chemie („Iatrochemie") und die Mathematik („Iatromathematik"). Im achtzehnten Jahrhundert dominierte eine auf der Neurologie basierenden Medizin, die einen Überschuß oder Mangel an „Exzitabilität" oder „Erregbarkeit" als Ursache der meisten Krankheiten annahm. Dies war die Position der Methodisten William Cullen und John Brown. Im neunzehnten Jahrhundert gründete der Methodist Francois Magendie die Therapie auf eine physiologische Theorie, in der die Bewegung des Blutes in den Kapillaren die Hauptrolle spielt. Methodisch vernachlässigten die rationalistischen Forscher immer mehr die direkte Beobachtung des Patienten („Symptomatologie") zugunsten anatomischer und physiologischer Untersuchungen, die zunehmend an Tieren, einzelnen Organen und einzelnen Funktionen oder an Modellen durchgeführt wurden („Pathologie"), bis schließlich das medizinische Basiswissen des Rationalismus von Forschern geliefert wurde, die keinerlei Kontakt mehr mit dem lebenden Patienten hatten. Der mit dem Patienten konfrontierte Arzt schließlich sah sich dann vor die Aufgabe gestellt, dessen konkretes, individuelles Leiden im Rahmen der jeweils gültigen Schemata der patho-physiologischen Einzelergebnisse zu interpretieren, was nichts anderes bedeutet als den Versuch, ein Verständnis des Gesamtorganismus durch Zusammenstellen seiner Einzelteile und -funktionen zu erzielen. Diese Art ärztlicher Praxis steht in dramatischem Gegensatz zur Annahme des medizinischen Empirismus, daß das Ganze mehr als die Summe der Teile ist und in Wirklichkeit das Verhalten der Teile bestimmt.

„Reaktivität" und „Zweckhaftigkeit" spielen für den medizinischen Rationalismus keine wesentliche Rolle. Die „Krankheit" wird einer krankmachenden „Ursache" zugeschrieben, die irgendwo im Organismus verborgen ist, der Störung einer physikalisch-chemischen Funktion, der Unterbrechung irgendeines „Mechanismus". Weil der Rationalismus glaubt, die ursächliche Störung analytisch isolieren und bezeichnen zu können, muß die Therapie logischerweise darin bestehen, die Ursache auszuschalten, die gestörte Funktion wieder zu richten, ihren Ablauf umzukehren oder zu korrigieren. Aus diesem Grunde hält der medizinische Rationalismus die „gegensätzliche" Arznei für logischer als die „ähnliche". „Kausale" Therapie heißt für ihn, der jeweils angenommenen Ursache entgegenzuwirken, sie zu bekämpfen.

Die „gegensätzliche" Arznei ist so alt wie die „ähnliche", ursprünglich wurde sie von Anhängern Aristoteles' eingeführt, die sich auf dessen „Satz vom Widerspruch" stützten. Dieser besagt, daß ein Begriff oder eine Kombination von Begriffen nicht gleichzeitig anerkannt und geleugnet werden können.[3]

In der Antike war die heilende Arznei insofern „gegensätzlich" zur Krankheit, als sie „gegensätzliche" Qualitäten besaß. Die frühe rationalistische Lehre analysierte Krankheit und Arznei in den Begriffen der vier Qualitäten: heiß, kalt, feucht und trocken, das „Heiße" heilte das „Kalte", das „Feuchte" das „Trockene" usw. Manchmal konnten diese Qualitäten sinnlich wahrgenommen werden (Honig z.B. war „trocken", weil er, in großen Mengen konsumiert, durstig macht), meist aber mußten sie durch Analyse erschlossen werden.

Das grundsätzliche, bis heute nicht behobene Dilemma dieses Verfahrens liegt darin, daß es nicht gelungen ist, die Begriffe „Krankheit", „Ursache" und „Symptom" von einander abzugrenzen und zu definieren. Der gleiche Krankheitszustand wird nach methodisch nicht einzusehenden Gründen, je nach dem, auf welchen Stande sich die Forschung gerade befindet oder welche Schule den Ton angibt, als Symptom, Krankheit oder Ursache bezeichnet.

Heute sind sehr viele „gegensätzlichen" Arzneien dazu konzipiert, Mikroorganismen, die ja z.Z. gerade als „Ursache" interpretiert werden, zu töten oder zu neutralisieren („Antibiotika"). Andere Arzneien sollen

---

[3] „Es ist nämlich unmöglich, daß jemand annimmt, dasselbe sei und sei nicht" (Aristoteles 1984, *Metaphysik*, 10005b, 23).

die Produktion einer Substanz, die bei bestimmten „Krankheiten" im Überschuß gefunden wird, bremsen oder die Substanz neutralisieren oder ihre Wirkung blockieren (Cholesterin bei „koronarer Herzkrankheit", Glukose und Insulin bei „Diabetes" usw.).

Für den medizinischen Rationalismus sind die Symptome keine Äußerung der positiven Heilungsbestrebungen des Patienten, sondern lediglich Wirkungen der irgendwo im Inneren verborgenen „Ursachen". Weil die Ursache schädlich ist, sind auch die Symptome schädlich und krankhaft. Weit davon entfernt, sie zu stimulieren oder zu intensivieren, will der rationalistische Arzt sie neutralisieren oder eliminieren.

Weil das Hauptaugenmerk des rationalistischen Arztes auf die „Ursache" gerichtet ist („kausale Therapie"), interessieren ihn die Symptome nur insoweit, als sie Wirkung einer Ursache sind und auf ihre Ursache hinweisen. Für ihn sind deshalb am wichtigsten die „gewöhnlichen" Symptome *(communia)*, die alle Patienten mit der „gleichen Krankheit" und der gleichen „Ursache" gemeinsam haben. Sie sind der kleinste gemeinsame Nenner der Krankheit, sie lassen sich im Rahmen der gerade gültigen patho-physiologischen Lehren logisch und zwanglos als Wirkung der Ursache interpretieren und werden deshalb vorgezogen. Die dem einzelnen, individuellen Patienten eigentümlichen Symptome *(propria)* werden lediglich als flüchtiger Ausdruck der Idiosynkrasie des Patienten angesehen, sie weisen auf keinen inneren Mechanismus hin und sind für die Behandlung von geringer oder gar keiner Bedeutung, ja sie stören das Bild.

Hier offenbart sich eine der größten theoretischen und vor allem praktischen Schwächen der Allopathie. In der Regel lassen sich nämlich die meisten Symptome eines Patienten nicht mit einer Ursache, einem pathologischen oder patho-physiologischen Prozeß verbinden, weil sich entweder mit den gerade zur Verfügung stehenden Untersuchungsmethoden gar kein Befund erheben läßt, oder weil selbst unter Aufbietung der größten Phantasie die Symptome nicht zu den Befunden passen. Diese Symptome bleiben quasi übrig und der Willkür des Arztes überlassen.[4] Theoretisch kann er sie für „psychisch", „hysterisch", „hypo-

---

[4] „Für viele gesundheitliche Beschwerden läßt sich allen diagnostischen Bemühungen zum Trotz keine Erklärung finden. Außerdem versagt die Therapie bei solchen Störungen sehr häufig. Über derartige Erfahrungen berichten Ärzte der internistischen

chondrisch", „eingebildet" oder „subjektiv" erklären, praktisch aber, angesichts des leidenden und Hilfe erwartenden Patienten, kann er sie nur medikamentös unterdrücken („symptomatische Behandlung", die nur noch rein pragmatisch und in keiner Weise mehr wissenschaftlich legitimiert ist), oder er versucht, sie dem Patienten auszureden, oder er schickt ihn zu einem anderen Arzt (am Ende zum Psychiater) [2]. Bedenkt man, daß die ganz überwiegende Anzahl der Beschwerden nicht „objektivierbar", nicht „organisch bedingt" ist, so kann man ermessen, wie groß ständig die Gefahr ist, daß sich Patienten ganz von dieser Medizin abwenden.

Für den medizinischen Empirismus ist es selbstverständlich, daß sich die meisten Symptome nicht mit patho-physiologischen oder strukturellen pathologischen Veränderungen in Verbindung bringen lassen. Er geht aufgrund des gesamten Beobachtungsmaterials der abendländischen Medizin davon aus, daß krankhafte Veränderungen in Empfinden und Tätigkeiten eines Menschen *immer* den mit patho-physiologischen Methoden feststellbaren Veränderungen vorausgehen. Die „subjektiven" Symptome sind für ihn objektive Äußerungen der Heilungsanstrengung des Organismus, und seine ganze Behandlung basiert auf der Idiosynkrasie des Patienten, die für den Rationalismus nur eine verwirrende Variable ist.

Weil die Mechanismen und Funktionen des Körpers vom Rationalismus als zahlenmäßig endlich angesehen werden, ist auch die Anzahl der von der Theorie vorgesehenen „Krankheiten" und „Ursachen" endlich. Dieser Trend erreicht im Methodismus ein logisches Extrem, indem nur noch zwei (manchmal drei) mögliche Krankheiten und zwei (manchmal drei) mögliche Heilmittel akzeptiert werden.

Ambulanz eines Krankenhauses der amerikanischen Armee in San Antonio im ‚American Journal of Medicine' (Bd.86, 262). Wenn die Krankengeschichte keine Hinweise auf ein Leiden gibt, läßt sich für die am häufigsten vorgebrachten Beschwerden trotz aufwendiger Diagnostik meist keine organische Ursache finden. In San Antonio wurden bei 1000 Patienten alle neu aufgetretenen Symptome – insgesamt mehr als 560 – analysiert. Es stellte sich heraus, daß nur 16 Prozent von ihnen organisch bedingt waren, 10 Prozent wurden als psychisch eingestuft. Bei den restlichen 74 Prozent blieb die Herkunft unbekannt. Die Kosten für die Tests zum Ausschluß einer Erkrankung betrugen teilweise mehr als 7000 Dollar. Rund die Hälfte der Symptome wurde behandelt – häufig jedoch erfolglos" *(Frankfurter Allgemeine Zeitung vom 7.6.1989).*

Zusammengefaßt besteht der Konflikt zwischen medizinischem Empirismus und Rationalismus in folgendem:

● Der Empirismus betrachtet den Körper als eine selbsttätige, spontan agierende und reagierende Einheit, deren Reaktionen Regeln und Gesetzen unterworfen sind, die dem Leben *eigentümlich* und nur durch Beobachtung des Körpers in Krankheit und Gesundheit erkennbar sind. Der Rationalismus sieht den Körper als einen Mechanismus, der nach Regeln und Gesetzen funktioniert, die in Disziplinen wie Chemie, Physik und Mechanik entwickelt werden.

● Der Empirismus sieht die Symptome als Zeichen der Reaktion des Körpers, als ein nützliches Phänomen also, das nicht unterdrückt oder beseitigt werden sollte. Der Rationalismus empfindet die Symptome als an sich schädlich, als äußere Manifestationen der im Innern des Körpers verborgenen „Ursache".

● Der Empirismus geht davon aus, daß die physiologischen Prozesse insofern unerkennbar sind, als sich ihre exakte Natur *in dem konkreten, einzelnen Patienten* nicht bestimmen läßt; Diagnose und Therapie müssen deshalb auf symptomatischem Wissen gründen, das, korrekt angewendet, den Arzt mit allem, was für die Heilung des individuellen Patienten nötig ist, versorgt. Der Rationalismus geht davon aus, daß die Lebensfunktionen mit den in der Chemie, Physik oder in anderen „Hilfswissenschaften" beobacht- und definierbaren physiologischen Prozessen identisch und letztlich erkennbar sind; der Einzelfall ist Beispiel für ein allgemeineres Gesetz.

● Der Empirismus verwirft die „Krankheits-Entität" und hält jeden Patienten für einzigartig; der Rationalismus behandelt ihn als Repräsentanten einer größeren „Krankheitsentität".

● Der Empirismus tendiert zum „ähnlichen" Arzneimittel, das die lebendige Reaktion des Körpers auf einen krankmachenden Stimulus fördert; die ähnliche Arznei wirkt nach dieser Auffassung auf den Körper und heilt durch diese Wirkung auf den Körper; der Rationalismus tendiert zum „gegensätzlichen" Heilmittel, von dem angenommen wird, daß es quasi am Wirtsorganismus vorbei auf die „Krankheit" oder die „Krankheitsursache" wirkt.

● Die empirische Therapie will die Widerstandskraft des Patienten stärken und die Disposition, krank zu werden, auslöschen; jede Arznei, die eine vitale Reaktion fördert, muß gleichzeitig den körperliche Widerstand kräftigen und die Disposition zu Krankheiten schwächen. Der Rationalismus ist an dem angeborenen Widerstand oder der Disposition des Körpers nicht interessiert, weil diese sich nicht in physikalischen oder chemischen Begriffen analysieren lassen, und weil er überhaupt mehr mit der „Krankheit" als mit dem Wirtsorganismus befaßt ist.

● Für den Empirismus gehen Störungen im Empfinden und in der Tätigkeit den patho-physiologischen und strukturellen Veränderungen voraus. Er akzeptiert und behandelt die „subjektiven" Symptome als objektiven (und ersten) Ausdruck der Krankheit, die „objektiven" pathologischen Veränderungen sind lediglich grobe (Spät-)*Symptome*. Für den Rationalismus folgt das Symptom (als Wirkung) der pathologischen oder patho-physiologischen Ursache. Läßt sich bei „subjektiven" Symptomen kein „objektiver" Befund erheben, so sind die Symptome „psychisch", „subjektiv" oder einfach „nicht wichtig".

Die Gegensätze zwischen beiden Traditionen erstrecken sich auf fast alle Gebiete der Medizin, von denen wir hier nur einige wichtige angesprochen haben. Im Rahmen der folgenden historischen Darstellung der Hahnemannschen Homöopathie werden nahezu alle wesentlichen medizinischen Fragen berührt werden. Die jeweiligen homöopathischen Positionen lassen sich, von ihren zeitgebundenen Anteilen befreit, verallgemeinern und auf den gesamten medizinischen Empirismus übertragen.

Anmerkungen
[1] Kroenke und Mangelsdorff 1989.
[2] Feinstein 1983.

2. Hahnemann und die Homöopathie

Die Geschichte Samuel Hahnemanns und seiner neuen Lehre ist ein Beispiel für den Konflikt zwischen dem medizinischen Empirismus und Rationalismus. Die folgenden Seiten werden im einzelnen zeigen, wie Hahnemanns Formulierungen in den Rahmen der empirischen Lehre paßten und zu deren Weiterentwicklung beitrugen.

Die Medizin seiner Zeit war durch den Konflikt zwischen sich gegenseitig ausschließenden und äußerst eklektischen Systemen gekennzeichnet. Ein deutscher Medizinprofessor nannte 1810 sein Zeitalter eines „der Ungewißheit, des Streitens und Widersprechens" [1]. Ein anderer schrieb 1819:

Jetzt aber leben wir in einer Zeit, in welcher sich die mehresten Systeme verschmolzen und vereinigt haben. Die mechanische und chemische Betrachtung des Organismus haben sich vereinigt und der dynamisch-vitalen unter- oder wenigstens beigeordnet. Die Humoral- und Solidartheorie sind mit einander verschmolzen und haben sich aufgelöst in die Idee der Wechselwirkung der festen und flüssigen Theile des Organismus. Die einzelnen Organe und Funktionen sind als integrirende Theile des Organismus und Äußerungen seines Lebens anerkannt, und man sucht in ihnen den Sitz und das Wesen der einzelnen Krankheiten. Aber keine einzelne Funktion und wenn sie auch noch so verbreitet durch den Organismus wäre (z.B. die Erregbarkeit, Irritabilität, Sensibilität, Nutrition etc.), kein einzelnes Organsystem, wenn es sich auch durch alle einzelne Organe hindurchzöge (wie das Gefäß- und Nervensystem) wird für die alleinige Quelle der Krankheiten gehalten ... Die ausleerende und reizende, schwächende und stärkende, und viele andere sich entgegengesetzte Kurmethoden stehen in der allgemeinen Therapie friedlich neben einander und beschränken sich wechselweise; von einer jeden machen unsere unterrichteten Zeitgenossen in den verschiedenen Krankheiten Gebrauch, wenn auch der eine vielleicht diese mehr liebt, als jene.[2]

Zu diesem intellektuellen Chaos kamen der durch die französische Revolution verursachte Umbruch und anschließend Jahrzehnte des

21

Krieges und Bürgerkrieges. Die politischen und sozialen Stürme erreichten das Haus eines jeden Bürgers und kosteten Tausende von Menschenleben, viele Landesgrenzen und die innenpolitische Ordnung der meisten Staaten veränderten sich. Gleichzeitig wurden die Grundlagen des Denkens erschüttert und Jahrhunderte alter Schutt beseitigt. So konnte es zu dem neuen Aufschwung des medizinischen Empirismus kommen, der als Homöopathie bekannt werden sollte.

2.1 Biographie

Hahnemanns medizinische Ansichten formten sich wie bei Paracelsus schon in jungen Jahren. Der moralische Ernst, der das Denken beider durchdringt, wurde ihnen durch Erziehung und frühe berufliche Erfahrungen eingepflanzt. Die Parallelen zwischen ihrer Laufbahn und ihren medizinischen Lehren sind verblüffend.[3]

Hahnemann wurde 1755 in Meißen, einer für ihr Porzellan berühmten Stadt im Kurfürstentum Sachsen, geboren. Sein Vater, Onkel und Großvater waren Porzellanmaler, der Vater verfaßte eine kleine Schrift über Wassermalerei. Es gab eine künstlerische Ader in der Familie.[4]

Sozial und ökonomisch besser als die Unterschicht gestellt, war Hahnemanns Familie doch arm, und der einzige Sohn verbrachte eine Kindheit ohne Annehmlichkeiten. Der einzige erschwingliche Luxus bestand in seiner Erziehung. Hahnemann war ein ausgezeichneter Schüler. Aufgrund seiner Armut und seiner Begabung wurde ihm während der letzten acht Jahre das Schulgeld erlassen.

Die Familie lebte dauernd an der Armutsgrenze, wie man an den gelegentlichen Versuchen des Vaters sieht, Hahnemanns Erziehung zu beenden und ihn in eine Lehre zu stecken. Zeitweilig wurde er zu einer Lehre in einer Materialwarenhandlung gezwungen, und als er nach Hause fortlief, mußte seine Mutter ihn mehrere Tage lang verstecken, bis der Zorn des Vaters verraucht war. Auch sonst muß Hahnemann kürzere oder längere Zeit die Schule versäumt haben, wodurch die unverhältnismäßig lange Schulzeit erklärlich wird.

Seine Hartnäckigkeit, ein so auffälliger Charakterzug, erscheint durch den langen Kampf um eine Ausbildung in milderem Licht. Später schrieb er, daß er keine Kindheit gehabt habe und seine gesamten Entwicklungsjahre von der Anstrengung, eine Ausbildung zu erhalten, in

Anspruch genommen worden seien: „Geistesanstrengung und Studieren ist an sich eine der unnatürlichsten Beschäftigungen für junge Personen, deren Körper noch nicht völlig ausgebildet ist, vorzüglich die mit feinem Gefühl begabten. Dies hätte mir selbst beinahe das Leben gekostet in meinem 15.–20. Jahre."[5]

Obwohl der Vater es nicht gern sah, daß Hahnemann seine Ausbildung beendete, scheint er doch einen wohltuenden Einfluß auf den Knaben ausgeübt zu haben. Ein Lehrer erinnerte sich später, daß er, „wenn er auf die Fabrik gegangen, seinen Sohn oft im Zimmer verschlossen, die Laden zugemacht und ihm einen schwierigen Satz zum Durchdenken gegeben, damit er nach des Vaters Rückkunft Rechenschaft darüber erteile. Dies habe dazu beigetragen, den Sohn zum Selbstdenker zu machen" [6]. Später erinnerte sich Hahnemann mit großem Respekt an seinen Vater. In einem autobiographischen Fragment (1791) schrieb er:

„Handeln und sein, ohne zu scheinen" war seine merkwürdigste Lehre, die mehr aus seinem Beispiele als aus seinen Worten Eindruck auf mich machte. Wo etwas Guthes zu thun war, da war er, oft unbemerkt, mit Leib und Seele. Sollt' ich ihm nicht folgen?
In den feinsten Nuancen zwischen edel und niedrig entschied er bei seinen Handlungen mit einer Richtigkeit, die seinem zarten, praktischen Gefühle wahre Ehre machte; auch hierin war er mein Lehrer. Keine erhabenen Begriffe von dem Urwesen der Schöpfung, der Würde der Menschheit und ihrer herzerhebenden Bestimmung schien er zu haben, die mit seiner Handlungsweise nur je im mindesten Widerspruch gestanden hätte. Dies gab mir die Richtung von innen.[7]

Hahnemanns Biograph Haehl vermutet, daß der zukünftige Arzt nach den Grundsätzen Rousseaus erzogen wurde, wie sie von J.B. Basedow weiterentwickelt und angewandt worden waren, und die der Philosoph Windelband so zusammenfaßt: „Da war die volle Ausbildung der Individualität die Hauptsache, aus der sich die Abwendung von gelehrter Einseitigkeit, der Hinweis auf das Reale und Praktische, die Anschaulichkeit und Individualisierung von Unterricht und Erziehung von selbst verstanden... die Schule des deutschen Philanthropismus..., welche unter Führung von Basedow (1723–1790) das Prinzip der natürlichen Ausbildung mit demjenigen der Utilität verknüpfte."[8]

Gleichgültig ob sich nun der Einfluß Basedows und des Vaters ausgewirkt haben, jedenfalls tauchen alle diese Themen wiederholt in der Homöopathie und im späteren Leben Hahnemanns auf.

Seine Laufbahn war bestimmt durch den strengen Entschluß, sich selbst treu zu bleiben.[1] In einer frühen Schrift des 29jährigen Hahnemann ist der wahre Arzt, „der keinem System geschworen hat, nichts ununtersucht verwirft, oder aufs Wort für baar annimt, und der das Herz hat, selbst zu denken und eigenhändig zu handeln" [9]. Im Alter von 74 Jahren schrieb er an einen Freund: „Lassen Sie mich nur nach den geistigen Zügen der Gestalt meines innern Ich's der Nachwelt überliefern, die nicht undeutlich in dem, was ich schrieb, zu erkennen sind. Höher versteigt sich meine Eitelkeit nicht" [10]. In der Homöopathie ist das Thema der Individualisierung in der kategorischen Forderung enthalten, jeder Patient müsse das Heilmittel bekommen, das genau zu seinen individuellen Bedürfnissen paßt.

Basedows Interesse an der Utilität, am „Realen und Praktischen", ist von zentraler Bedeutung für die Homöopathie, die sich selbst das Ziel setzt, das gesamte pharmakologische Wissen dem Praktiker unmittelbar und ohne Zwischenschaltung einer pharmako-dynamischen Theorie nutzbar zu machen. Hahnemann bat, die Worte *Non inutilis vixi* auf seinen Grabstein zu setzen.[11]

Basedows „Anschaulichkeit" findet sich augenfällig in Hahnemanns ausschließlicher Betonung der Symptome als Quelle des ärztlichen Wissens wieder.

1775 verließ Hahnemann Meißen, um in Leipzig Medizin zu studieren. Seinen Lebensunterhalt verdiente er sich, indem er Studenten Sprachunterricht gab und Bücher aus dem Englischen ins Deutsche übersetzte. Doch scheint ihn das Studium enttäuscht zu haben (der Lehrplan enthielt keine klinische Ausbildung), und nach zwei Jahren wechselte er nach Wien und studierte bei dem Hofarzt Joseph von Quarin (1734–1814) weiter, der ein Hospital leitete. Obwohl von Quarin ihn für einen vielversprechenden Studenten hielt, als Vorzugsschüler behandelte und sogar finanziell unterstützte, waren Hahnemanns finanzielle Rücklagen nach neun Monaten erschöpft, und er mußte beim

---

[1] Entsprechend dem Motto Paracelsus' *Alterius non sit qui suus esse potest* (Coulter 1975, I, 352).

Statthalter von Siebenbürgen in Hermannstadt eine Stellung als Bibliothekar annehmen.

Er verbrachte dort fast zwei Jahre, in denen er die Privatbibliothek katalogisierte und Sprachen erlernte. Als er genügend finanzielle Mittel angespart hatte, um seine Berufsausbildung fortzusetzen, schrieb er sich in Erlangen ein, wo die Gebühren am niedrigsten waren, und erwarb dort nach nur einem Semester den Doktorgrad. Er war 24 Jahre alt.

Er ließ sich in einer kleinen Stadt im Kupferbergbaugebiet nördlich von Dessau nieder. Anders als Paracelsus inspirierte ihn diese Umgebung aber nicht. 1781 zog er nach Dessau, doch die Praxis ging schlecht, und er beschäftigte sich mit Chemie und der Übersetzung chemischer Werke aus dem Englischen und Französischen. 1782 heiratete er die Tochter des örtlichen Apothekers.

Die nächsten zwanzig Jahre waren eine Zeit großer Not, trotz den bescheidenen Ansprüchen Hahnemanns. Er machte sich allmählich keine Illusionen mehr über das medizinische Wissen, das er erworben hatte, wodurch die Arbeit in der Praxis schwierig wurde. Selten blieb er länger als ein oder zwei Jahre an einem Ort, zwischen 1782 und 1805 wechselte er siebzehnmal den Wohnsitz, dann ließ er sich in Torgau nieder. In diesen Jahren machte er eine Krise durch, die von dem Konflikt herrührte, daß er eine anwachsende Familie unterhalten mußte, gleichzeitig aber keinen Weg durch das Dickicht der medizinischen Systeme des 18. Jahrhunderts fand:

Es war mir ein Piaculum, so fort mit unsern Büchern bei Behandlung der Kranken im Finstern zu tappen, nach der und jener (*eingebildeten*) Ansicht der Krankheiten Dinge zu verordnen, die ebenfalls nur nach Gutdünken ihre Stelle in der Materia medica erhielten; – ich machte mir ein empfindliches Gewissen daraus, unbekannte Krankheitszustände bei meinen leidenden Brüdern mit diesen unbekannten Arzneien zu behandeln, die als kräftige Substanzen, wenn sie nicht genau passen, (und wie konnte sie der Arzt anpassen, da ihre eigentlichen speciellen Wirkungen noch nicht erörtert waren?) leicht das Leben in Tod verwandeln, oder neue Beschwerden und chronische Übel herbeiführen können, welche oft schwerer als die ursprüngliche Krankheit zu entfernen sind. Auf diese Art ein Mörder oder Verschlimmerer des Lebens meiner Mitbrüder zu werden, war mir der fürchterlichste Gedanke, so fürchterlich und ruhestörend für mich, daß ich in den ersten Jahren meines Ehestandes die Praxis ganz aufgab und fast keinen Menschen mehr ärztlich behandelte, um ihm nicht noch mehr zu schaden und bloß – wie Sie wissen – mich mit Chemie und Schriftstellerei beschäftigte.[12]

Wie Paracelsus und van Helmont war er also über die herrschenden Ideen desillusioniert und zog sich aus der Praxis zurück, um einen neuen Ansatz zu erdenken. Von 1782 bis 1796 verdiente er seinen Lebensunterhalt hauptsächlich durch chemische Forschungen, Übersetzungen und Schriftstellerei.[2]

Er konnte aber nicht leicht den Beruf aufgeben, zu dem er unter so vielen Opfern Zugang gefunden hatte. Außerdem hatte er eine anwachsende Familie, die ärztlicher Hilfe bedurfte: „Aber ich bekam Kinder, mehrere Kinder, und da fielen dann nach und nach schwere Krankheiten vor, die, weil sie meine Kinder – mein Fleisch und Blut – quälten und in Gefahr setzten, mir es hinwiederum zu einem (noch empfindlicheren) Gewissensscrupel machten, daß ich ihnen nicht mit einiger Zuverlässig-

---

[2] Es ist hier nicht der Platz, Hahnemanns Qualifikation als Chemiker zu besprechen. Eine detaillierte Beschreibung der Entwicklung seiner chemischen Arbeiten findet sich in: Ameke 1884. Über Hahnemanns Stellung in der Geschichte der Chemie schreibt der Wissenschaftshistoriker E.O. von Lippmann: „*Absolute* Bedeutung für diese Wissenschaft kommt ihm demnach nicht zu, die *relative* ist aber fraglos erheblich und jener von zahlreichen auch seiner chemischen Zeitgenossen weitaus überlegen" (Lippmann 1953, II, 298). Zusätzlich zu seinen Originalbeiträgen zur Chemie übersetzte Hahnemann Werke aus dem Englischen, Französischen, Italienischen und Lateinischen. Darüber hinaus schrieb er vor seiner homöopathischen Periode eine Reihe von Büchern über medizinische, hygienische und pharmakologische Themen. Die bedeutendsten sind: *Anleitung alte Schäden und faule Geschwüre gründlich zu heilen* (1784, 192 Seiten), *Über die Arsenikvergiftung, ihre Hülfe und gerichtliche Ausmittelung* (1786, 276 Seiten), *Unterricht für Wundärzte über die venerischen Krankheiten, nebst einem neuen Quecksilberpräparate* (1789, 292 Seiten), *Freund der Gesundheit* (1792 und 1795, 196 Seiten) und *Samuel Hahnemanns Apothekerlexikon* (vier Teile, 1793 [280 Seiten], 1795 [244 Seiten], 1798 [259 Seiten] und 1799 [498 Seiten]). Letzteres war ein Handbuch der Arzneimittelherstellung für Apotheker; Hahnemann hat darin das gesamte pharmakologische Wissen der Zeit gesammelt und überarbeitet. Es wurde von der Ärzteschaft sehr günstig aufgenommen (vergl. die Besprechung in *Journal der Pharmacie* II [1794], St.1,185). Auf medizinischem, chemischem und pharmazeutischem Gebiet war Hahnemann tatsächlich einer der gelehrtesten Männer seiner Generation. Seine späteren Angriffe auf Ärzte und Pharmazeuten basierten auf einem Wissen aus erster Hand. Eine vollständige und zuverlässige Bibliographie seiner Schriften, einschließlich der Übersetzungen und Bearbeitungen, ist Josef M. Schmidts *Bibliographie der Schriften Hahnemanns*. Rauenberg 1988.

keit sollte Hülfe schaffen können" [13]. So suchte er in diesen Jahrzehnten der Stagnation nach einer zuverlässigen Grundlage, auf der er die Praxis wieder aufnehmen konnte. Als Frucht dieser Untersuchungen erschien 1796 sein *Versuch über ein neues Princip zur Auffindung der Heilkräfte der Arzneisubstanzen, nebst einigen Blicken auf die bisherigen,*[14] worin er die Einführung von Prüfungen empfiehlt, um die Heilkräfte der Arzneien zu bestimmen. Arzneien sollten Gesunden verabreicht und ein Protokoll der dadurch hervorgerufenen Symptome angefertigt werden. Eine bestimmte Substanz sollte dann zur Behandlung desjenigen Patienten angewendet werden, dessen Symptome mit dem durch die Prüfung dieser Substanz entwickelten Symptomenmuster identisch waren. Diese Interpretation des alten empirischen Grundsatzes „Heilung durch Ähnliches" nannte Hahnemann das „Simile-Princip", es wurde von da an zur Grundlage der homöopathischen Therapie.

In dieser Zeit nahm Hahnemann seinen Beruf wieder auf und folgte ausschließlich den Grundsätzen seines sich entwickelnden homöopathischen Systems. Er veröffentlichte darüber mehr als vierzig Artikel (eine Auswahl findet sich in *Kleine medizinische Schriften* [1829]) und drei größere Werke: *Fragmenta de Viribus Medicamentorum Positivis Sive in Sano Corpore Observatis* (1805)[15], *Organon der rationellen Heilkunde* (1810)[16] und *Die chronischen Krankheiten, ihre eigenthümliche Natur und homöopathische Heilung* (1828).[17]

Während seines ganzen Lebens versuchte Hahnemann, Ärzte zu seinen Ansichten zu bekehren. Die Unvereinbarkeit der homöopathischen Lehren mit den herrschenden rationalistischen und methodistischen Systemen verurteilte diesen Versuch aber von vornherein zum Scheitern. Die Schwierigkeiten wurden noch vermehrt durch Hahnemanns starre Intoleranz gegenüber seinen Gegnern[3] und denjenigen Anhängern, die sich weigerten, ihm absolut zu folgen.[4]

---

[3] Er nannte sie „Allopathen" oder „Allöopathen" (s.u. S. 79 und Fußnote).

[4] „Es giebt nur zwei Haupt-Curarten: ... die homöopathische und ... die (heteropathische oder) allöopathische. Jede steht der andern gerade entgegen und wer beide *nicht* kennt, kann sich dem Wahne hingeben, daß sie sich je einander nähern könnten oder wohl gar sich vereinigen ließen, kann sich gar so lächerlich machen, nach Gefallen der Kranken, bald homöopathisch, bald allöopathisch in seinen Curen zu verfahren; dieß ist verbrecherischer Verrath an der göttlichen Homöopathie zu nennen!" (Hahnemann 1921, § 52).

Das Erscheinen des *Organon* 1810, das eine systematische Darstellung aller Elemente der homöopathischen Lehre enthielt, trieb die Gegnerschaft seiner Kollegen auf einen Höhepunkt und führte allmählich zu einer Spaltung der Ärzteschaft.

Zeitweilig gab es sogar eine besondere Zeitschrift, die ausschließlich Angriffen gegen Hahnemann gewidmet war, das in Hamburg erscheinende *Antihomöopathische(s) Archiv.*

Hahnemann wandte sich schließlich von seiner eigenen Generation ab und beschloß, die Jugend anzusprechen, indem er an der Universität Leipzig unterrichtete. 1812 hielt er seine Habilitationsvorlesung, eine Analyse der Anwendung von Helleborus *(Veratrum album),* in der er seine Kenntnis nicht nur der deutschen, griechischen und lateinischen, sondern auch der hebräischen, arabischen, französischen, englischen und italienischen Quellen demonstrierte [18]. Sie wurde einhellig angenommen, trotz dem damals schon umstrittenen Renommee des Verfassers [19]. Seine Vorlesungen waren dann aber ziemlich erfolglos. Er war zu dieser Zeit 57 Jahre alt, hatte sich an ein zurückgezogenes Leben mit der Familie und den Patienten gewöhnt und konnte seinen Vortragsstil, der durch ein Jahrzehnt des Polemisierens mit der Ärzteschaft verhärtet war, nicht den Erwartungen junger Studenten anpassen. Der folgende Augenzeugenbericht von seinen Vorlesungen gibt einen guten Eindruck von Hahnemanns Persönlichkeit:

Man denke sich die Spannung der Zuhörer vorher, die den enthusiastischen Reformator noch nicht kannten, oder, war dies der Fall, sich schon vor Freude die Hände rieben, in Erwartung der vulkanischen Ausbrüche – und man wird wenigstens dem Lächeln Verzeihung angedeihen lassen, wenn man die zweite Türe gehen und seine Schritte in der Nebenstube hört, wo er, noch einmal an der Thür stehenbleibend, sich räuspert und dann, den Schlüssel im Schlosse zweimal umdrehend, die jedesmal verschlossene Thüre sich öffnen sieht, aus der eine nur mittelmäßig große, aber kräftige Statur hervortritt, die wenigen Haare des gedankenvollen Kopfes fein frisirt und gepudert, Ehrfurcht erweckend durch sein hohes Alter, das sich durch einen kahlen Scheitel, und, auch ungepudert, weißes Haar documentirt; dazu die feine schöne weiße Wäsche um Hals und Brust, die schwarze Weste und die kurzen schwarzen Beinkleider, an deren letzten Knopfe die Strippe der blankgewichsten Stolpenstiefel befestigt war, über denen die feinsten weißen Strümpfe hervorglänzten; man denke sich diese Figur, wie sie nach 3 wohlabgemessenen Schritten ein kaum merkliches Kopfnicken als Zeichen des Grußes macht, dann nach wieder drei Schritten, an seinem Stuhle, vor dem ein kleiner Tisch steht, angekommen, sich mit Pathos niedersetzt, nachdem sie vorsichtig die Schöße des glänzend gesäuberten Leibrocks auseinandergeschlagen hat, das Buch öffnet, die Uhr herauszieht und vor sich auf den Tisch legt, dann sich räuspert, den betreffenden Paragraph mit gewöhnlicher Stimme vorliest, bei seiner Erklärung aber immer mehr in Exstase geräth, bei funkelnden, blitzenden Augen und hoher Röthe der Stirn und des Gesichts! – ich frage, wem wäre es möglich, bei einer solchen jedesmal sich gleich bleibenden spanischen Grandezza eine ernsthaft Miene zu behalten, in so jungen Jahren, wo man so leicht geneigt ist, alles ins Ridicule zu ziehen und dabei selbst das Alter nicht zu verschonen? – Leider waren die Vorlesungen nicht geeignet, sich und seiner Lehre Freunde und Anhänger zu erwerben; denn wo es nur irgend möglich war, ergoß er (Hahnemann) sich in eine Fluth von Schmähungen gegen die Medicin und ihre Anhänger, daß mit jeder Stunde der Zuhörer weniger wurden und zuletzt nur einige seiner Schüler sie besuchten... Alle übrigen waren nicht der Sache zuliebe erschienen, sondern des unseligen Räsonnements wegen, um ihrem Lachreiz einmal freien Lauf zu lassen.[20]

Hahnemann hielt diese Vorlesungen mehrere Jahre lang, aber das Auditorium war klein, und so entschloß er sich schließlich zu einer anderen Ausbildungsmethode. Er scharte eine kleine Gruppe von Schülern und Mitarbeitern um sich, die seine Behandlungen beobachteten und ihm bei den Prüfungen halfen.

Die Feindseligkeit der Ärzteschaft erstreckte sich auch auf diesen Personenkreis:

Die ewigen Neckereien von Seiten der Studierenden, die Giftblicke von Seiten der meisten Professoren, Aller ängstliches Vermeiden unseres näheren Umgangs, als wären wir mit einem pestartigen Ausschlag behaftet, machten mir den Aufenthalt in Leipzig wahrhaft peinlich und darum den Besuch einer andern Universität, wenigstens für einige Zeit, höchst wünschenswerth.

Dies war damals der kleine Kreis, den wir um Hahnemann bildeten und der im günstigsten Falle viel Hohnlächeln und Ironie, im böswilligen Feindschaft, Haß und Verfolgung zu ertragen hatte, während der ganzen Studienzeit nicht bloß, sondern noch weit darüber hinaus. Noch lebhaft erinnerlich ist mir, wie Hornburg nach seinem Baccalaureats-Examen von den alten Zöpfen gequält worden war und nur mit Mühe dem Zurückweisen entging, während erbärmliche Dummköpfe, die Hornburg nicht das Wasser reichten, cum laude bestanden und noch jetzt als bornirte, aber vom Glück begünstigte Ärzte hier obenauf schwimmen.[21]

Dies war ein Vorgeschmack auf die Reaktionen der anderen medizinischen Schulen im Laufe des Jahrhunderts, auf das Mißtrauen gegen die homöopathischen Sympathisanten in ihren eigenen Reihen.[5]

Die Homöopathie aber breitete sich aus, besonders durch ihre offensichtliche Wirksamkeit bei der Typhusepidemie von 1813, beim endemischen Scharlachfieber, das jederzeit epidemische Ausmaße annehmen konnte, und schließlich bei der asiatischen Cholera, die 1831 und 1832 von Rußland und dem Orient her nach Westen vordrang.[22]

Diese Erfolge kamen gegen den erbitterten Widerstand von Hahnemanns Kollegen zustande, denn er attackierte inzwischen fast alle ihre Behandlungsmethoden, besonders aber den Aderlaß:

Ungeachtet es vielleicht nie einen Tropfen Blut zu viel im lebenden menschlichen Körper gegeben hat, so hält dennoch die alte Schule[6] eine angebliche Blut-Übermenge für die materielle Hauptursache aller Blutflüsse und Entzündungen, die sie durch Ader-Öffnungen (blutige Schröpfköpfe) und Blutegel zu entfernen und auszuleeren habe [23]. Wer den ruhigen Puls des Mannes eine Stunde vor Antritt des dem hitzigen Seitenstiche stets vorangehenden Frostschauders gefühlt hat, kann sich unmöglich des Erstaunens erwehren, wenn man ihn zwei Stunden darauf, nach Ausbruch der Hitze, bereden will, die vorhandene ungeheure Plethora mache ein vielmaliges Aderlassen dringend nothwendig, und fragt sich, welches Wunder die vielen

---

[5]) Vergl. Coulter 1982, 207–231.
[6]) Die Homöopathen nannten sich selbst „Neue Schule" und ihre orthodoxen (allopathischen) Kollegen „Alte Schule".

Pfunde Blut, die nun weggelassen werden sollen, binnen dieser zwei Stunden in die Adern des Mannes gezaubert haben möchte, die er vor diesen zwei Stunden in so ruhigem Gange gefühlt habe? Nicht ein Quentchen Blut kann mehr in seinen Adern nun rollen, als er in gesunden Zeiten, und so auch vor zwei Stunden hatte.[24] Wie? blos das unreine Geblüte wollten sie herauslassen? Welche Wunderhand sollte das verdorbne von dem guten innerhalb der Adern scheiden, wie auf einer Getreidefege, so daß nur das böse herauslaufen könnte und das gute zurückbleiben müßte? Welcher grob organisirte Kopf sollte ihnen dieß glauben? Genug es wurden Ströme Bluts vergossen, eines Lebenssaftes, gegen den schon Moses so viel Respect hatte, wie billig.[25]

Schon 1792 ließ er seiner Entrüstung über den plötzlichen Tod des Kaisers Leopold II. von Österreich freien Lauf, denn die Todesursache waren hauptsächlich die von den Ärzten vorgenommenen exzessiven Aderlässe. Das ärztliche Bulletin kommentierte er so:

Die Berichte sagen: „sein Arzt Lagusius habe den 28. Februar früh ein heftiges Fieber und den Unterleib angeschwollen gefunden" – er setzte dem Übel einen *Aderlaß* entgegen, und da dieser keine Erleichterung bewirkte, noch *drei Aderlässe* ohne Erleichterung. Die Kunst fragt, nach welchen Grundsätzen man mit Fug einen zweiten Aderlaß verordnen könne, wenn ein erster keine Erleichterung verschaffte? wie man ein drittes –, Himmel! und wie ein viertes Mal Blut lassen dürfe, wenn bei keinem vorigen Male Erleichterung entstanden? – einem abgemagerten, durch Anstrengung des Geistes und langwierigen Durchlauf entkräfteten Manne viermal binnen 24 Stunden den *Lebenssaft* abzapfen dürfe, immer, immer ohne Erleichterung. Die Kunst erblaßt.[26]

Dieser Angriff eines unbekannten Arztes gegen die prominentesten *Medici* des österreichischen Imperiums „rief ein Aufsehen hervor, das in der Öffentlichkeit nicht weniger lebhaft, als unter den Ärzten war."[27]

Ein berühmter Patient trat 1820 in Hahnemanns Leben. Fürst Schwarzenberg, Generalissimus der einst mit Napoleon verbündeten Armeen, kam zur Behandlung eines Schlaganfalles, der eine linksseitige

Lähmung hinterlassen hatte, nach Leipzig.[7] Wochenlang machte Hahnemann regelmäßig Visiten bei ihm, zerstritt sich aber allmählich mit den Leibärzten des Fürsten, die diesen zwischen den homöopathischen Gaben zur Ader ließen, und gab den Fall wieder ab. Schwarzenberg starb fünf Wochen später an einem zweiten Schlaganfall, und seine Ärzte beschuldigten die Homöopathie, sie habe „durch Versäumnis kräftiger Maßregeln großen Schaden" gestiftet (gemeint sind Aderlässe) [28]. Schwarzenbergs Tod nahm die Öffentlichkeit gegen Hahnemann ein. Gleichzeitig hatte er auch Schwierigkeiten durch politische Manöver der Apotheker, die ihm das Recht auf Zubereitung und Abgabe eigner Arzneien (Dispensierrecht) streitig machen wollten. Seine Arzneien wurden in extrem kleinen Dosen gegeben und nach einer Methode hergestellt, die die Apotheker nicht kannten und die zu befolgen, sie in den Augen Hahnemanns nicht vertrauenswürdig genug waren.[8] Er bestand deshalb darauf, daß die homöopathischen Ärzte ihre Arzneien selbst herstellen und abgeben. Die Apotheker empfanden das als einen wirtschaftlichen Angriff und beschuldigten ihn, „daß er durch Arzneidispensation ihre Privilegien beeinträchtige" [29]. In einem Gerichtsverfahren entschied der Richter zu ihren Gunsten, und Hahnemann war wieder einmal gezwungen, seinen Wohnsitz zu wechseln.

Der Herzog zu Anhalt-Köthen gestattete ihm, sich in der Residenzstadt niederzulassen und seine Arzneimittel selbst herzustellen und abzugeben. Hahnemann blieb dort von 1821 bis 1835. 1830 starb seine Frau, und der nun 75jährige Hahnemann verbrachte mehrere Jahre in ziemlicher Isolation. 1835 heiratete er überraschend eine attraktive und einnehmende 35jährige Französin aus einer adeligen Familie, die als junger Mann verkleidet offensichtlich mit der ausdrücklichen Absicht, ihn zu heiraten, nach Köthen gereist war. Weil sie jünger als neun der elf Kinder Hahnemanns war, rief diese Heirat innerhalb der Familie Zwietracht, und Erstaunen außerhalb hervor. Darüber hinaus bestand die

---

[7] Hahnemanns Weigerung, nach Wien zu kommen und Schwarzenberg dort zu behandeln, rief eine weitere Sensation hervor. Goethe schrieb in diesem Zusammenhang an einen Freund: „Nun aber hat der sehr kranke und wahrscheinlich inkurable Fürst Schwarzenberg Vertrauen zu dem neuen Theophrastus Paracelsus und erbittet sich Urlaub vom Kaiser und Erlaubnis, auswärts sein Heil zu suchen" (Haehl 1922, 123).

[8] Vergl. *Über das Selbstbereiten und Selbstdarreichen der Arzneien von Seiten der homöopathischen Ärzte* (Hahnemann 1829, II, 192).

neue Mme. Hahnemann darauf, ihren Mann nach Paris zu bringen. Sie verbrachten seine letzten Jahre in dieser kulturellen Weltmetropole, wo er von den französischen Homöopathen (zum ersten Mal in seinem Leben) herzlich begrüßt wurde.[9] Er lebte in idyllischem Glück mit seiner Frau, die ihn in die vornehmen Kreise einführte, und hatte bald eine glänzende Praxis.

Die politische Bedeutung dieses Umzugs nach Paris darf nicht unterschätzt werden: Hahnemann und seine Lehre befanden sich nun im Mittelpunkt des Weltinteresses, was ihm eine Plattform verschaffte, die er ausgiebig nutzte. Er starb im Alter von 88 Jahren 1843 in Paris. Beigesetzt wurde er auf dem Friedhof von Montmartre. Seine Frau ging keine weitere Ehe mehr ein.[10]

Charakter und Lebenslauf Hahnemanns prägten die frühe Geschichte der Homöopathie.

Er stammte aus der Schicht zwischen Arbeiterklasse und Kleinbürgertum und war der erste seiner Familie, der den Status des Arztes erreichte, wofür er lange und hart arbeiten mußte. Während der vielen Jahre, in denen er nur dieses eine, schier unerreichbare Ziel vor Augen hatte, idealisierte er die Berufung des Arztes. Als er sein Ziel schließlich erreicht hatte und das Verhalten seiner Kollegen unter dem Niveau fand, das er sich vorgestellt hatte, war seine Enttäuschung um so größer.

Obwohl er mit zwei Ehefrauen und elf Kindern mehr private Kontakte als Paracelsus hatte, blieb Hahnemann ein Einzelgänger, bei dem abstrakte Menschenliebe an die Stelle der fehlenden menschlichen Beziehungen trat.

Die Herkunft aus der Unterschicht, die isolierte Lebensführung und die Idealisierung des Arztberufes entfremdeten ihn seinen aristokratischen und mit guten Beziehungen versehenen Kollegen. Obwohl er sich jahrelang bemühte, ein gutes Verhältnis zu ihnen aufrechtzuerhalten, war er bereit, einen selbständigen Kurs zu steuern, als es nötig wurde.

Hahnemanns Weigerung, sich dem berufsständischen Druck zu beugen, ermöglichte es der Homöopathie, der neuesten Inkarnation des medizinischen Empirismus, eine unabhängige Stellung in der Welt einzunehmen.

---

[9] Vergl. Coulter 1977, 544.
[10] Einzelheiten über Hahnemanns Ehe mit Melanie sowie über seine Pariser Zeit findet man in: Handley, Rima – *Eine homöopathische Liebesgeschichte*. München 1993.

2.2 Hahnemanns Kritik am ärztlichen Beruf

Ein großer Teil von Hahnemanns Schaffen war der Kritik an den theoretischen Irrtümern und praktischen Fehlern seiner Kollegen gewidmet. Die meisten von ihnen hielt er für unwürdig, den Titel des Arztes zu führen.[11] Seine Reformvorschläge folgten den traditionellen Linien der empirischen Kritik am medizinischen Rationalismus und Methodismus und erinnern an van Helmont, indem sie einen Zusammenhang zwischen der rationalistisch-methodistischen medizinischen Wissenschaft und den sozio-ökonomischen Bedürfnissen der Ärzte herstellten.

Die volle Wucht seiner ideologischen Kritik richtet sich gegen den altehrwürdigen rationalistischen Anspruch, die nächsten (inneren) Ursachen *(proxima causa)* der Krankheiten zu kennen:[12]

Zweitausend Jahre wurden von den Ärzten verschwendet, um die unsichtbaren innern Veränderungen des Körpers bei den vorkommenden Krankheiten, ihre nächste Ursache und das apriorische Wesen derselben, zu ergrübeln, weil sie wähnten, nicht eher heilen zu können, bis sie diese *unmögliche* Kenntniß ergrübelt hätten.[30]
Aller, zur vermeintlichen Demonstration aufgehäufte Bombast von Worten und Phrasen ohne Sinn, – aller Kreuz- und Quersprünge der Sophisten über diese unmöglich erkennbaren Gegenstände, sind immer vergeblich, und dem bescheidnen Gefühl des wahren Weisen immer ein Gräuel gewesen.
Es läßt sich nicht einmal ein Weg denken, auf welchem wir zu einer solchen Kenntniß gelangen könnten.
Nie, nie wird der Sterbliche auch nur den kleinsten Theil von dem zur Anschauung erhaschen, was sich tief im innern Heiligthume der Ideen der schaffenden Gottheit verbirgt, unendlich weit über den Grenzen der menschlichen Fassungskraft.[31]

---

[11] „Eine Menge Ursachen... haben seit einigen Jahrhunderten die Würde jener Gott nachahmenden Wissenschaft, der practischen Heilkunde, zur elenden Brotklauberei, zur Symptomenübertünchung, zum erniedrigenden Recepthandel, Gott erbarms, heruntergetrieben, zum Handwerke, das die Hippokrate unentdeckbar unter dem Troß befranzter Arzneibuben mischt" *(Über die Arsenikvergiftung, ihre Hülfe und gerichtliche Ausmittelung,* zitiert nach Haehl 1922, I, 38).
[12] Hiermit meint Hahnemann nicht, daß die erregenden äußeren Ursachen vernachlässigt werden sollen (s.u. S. 105 mit Fußnote).

Vier Disziplinen werden von den Ärzten fälschlicherweise als Hilfswissenschaften bei der Suche nach den Ursachen angerufen:

Die *Anatomie* zeigt uns wohl das Äußere aller Theile, die das Messer
oder die Säge oder die Maceration trennen kann, aber in das Innere
verstattet sie uns nicht zu sehen; auch wenn wir die Eingeweide auf-
schneiden, so sehen wir blos das Äußere dieser innern Fläche... auch
mit den besten Vergrößerungsgläsern kommt er nicht weiter... Er
sieht blos das Äußere der Organe, er sieht blos die gröbere Substanz;
ins innere Wesen aber und in den Zusammenhang des Vorgangs
dringt sein irdisches Auge nie.[32]
Die *Physiologie* sah bis zu Hallers Zeiten blos durch die Brille hypo-
thetischer Grillen, mechanisch grober Deutungen und Schulphiloso-
pheme – bis dieser große Mann blos Sinne und wahre Erfahrungen
zum Grunde der Erscheinungen im gesunden menschlichen Körper
zu legen unternahm. Wenig ist seit ihm hinzugekommen, außer in
wiefern neu entdeckte Stoffe, neu entdeckte physische Kräfte und
Gesetzte etwas zur Erklärung der Einrichtung unsers Körpers beitra-
gen. Es ließe sich aber auch durch diese nicht viel davon mit Bestande
der Wahrheit erklären.[33]
Ich gehe zur *Pathologie* über, in der eben jene Systemsucht, welche
den metaphysischen Physiologen die Köpfe verdrehte, eine gleiche
Ausartung hervorgebracht hat, um das innere Wesen der Krankheiten, das, wodurch Krankheiten des Organismus zu Krankheiten werden, zu ergrübeln. Sie nannten es die *nächste, innere Ursache.*
Kein Sterblicher hat einen klaren Begriff von dem, was man hier
sucht, geschweige, daß irgend ein erschaffenes Wesen fähig seyn
sollte, einen Weg sich zu denken, auf welchem er zur innern
Anschauung dessen gelangen könne, was das Wesen einer Krankheit
an sich constituiren mag.[34][13)]

[13)] Über die Anwendung von Hallers Sensibilität und Irritabilität in der Therapie
schreibt Hahnemann: „Auf welchem denkbaren Wege aber wollen sie zur Wahrneh-
mung gelangen, in *wiefern* die von ihnen (willkürlich) den Organen zugetheilte Sensibilität, Irritabilität und Reproduction im individuellen Falle erhöht, erniedrigt oder
an Qualität verändert sind ... wie sich jedes der Körperorgane in Absicht dieser drei
Hauptfähigkeiten bei dem angegebnen Krankheitsfalle verhalte, und welcher innere
oder absolute Zustand daraus für den Gesammtorganismus entstehe, woraus klar
und deutlich hervorginge, welches hierauf eingethümlich und in jeder Rücksicht pas-

Anmaßender jedoch als die *Chemie* hat sich keine Präliminarkennt-
niß des Arztes aufgeführt. Es ist zwar Thatsache, daß sie einige Erklärungen der Erscheinungen im gesunden und kranken menschlichen
Körper darreicht, und daß sie bei Verfertigung mehrerer Arzneien
Führerin ist, aber es ist unbeschreiblich, wie oft sie die Herrschaft in
Erklärung aller physiologischen und pathologischen Phänomene
usurpirt, und wieviel sie sich in Autorisirung dieses oder jenen Heilmittels herausgenommen.[35]

Die durch die Forschungen dieser Wissenschaften gewonnenen
Informationen werden nach den Regeln der Logik systematisiert: „Vermuthungen, Meinungen, Definitionen, Heische- und Wagsätze, – mit
syllogistischer Scholastik zusammengeküttet" [36]. Dies führt zu willkürlichen und falschen Krankheitsklassifikationen und verhindert alle
praktischen Heilungsbemühungen.[37]

Das theoretische Problem, das durch die Suche nach den „nächsten
Ursachen" hervorgerufen wird, besteht darin, die „Krankheit" selbst
von der „Krankheitsursache", von dem Organismus des Patienten und
von den hervorstechenden Symptomen zu unterscheiden:

[Der innere pathologische Prozeß ist] ein dunkles Phantasiebild, was
die theoretische Medicin für ihre *prima causa morbi* hielt, die dann die
nächste Ursache der Krankheit und auch zugleich das innere Wesen
der Krankheit, die *Krankheit selbst,* sein sollte – obgleich nach dem
gesunden Menschenverstande, die Ursache eines Dinges oder Ereignisses nie zugleich das Ding oder das Ereigniß selbst sein kann.[38]
Fälschlich gaben die bisherigen Ärzte alter Schule die verschiednen,
oft nur eingebildeten Charaktere und Erscheinungen der chronischen Krankheiten (die doch nur Erzeugnisse und Äußerungen des
Urgrundes der letztern sind) für deren *Ursache (causa)* aus... Sie
wähnten, diese Zustände wären der aufzuhebende Grund *(causa)* der
langwierigen Krankheit und die Minderung oder Unterdrückung
derselben durch das bisherige ärztliche Verfahren seien Causalcu-
ren... Woher kamen denn diese eigentlich und *ursprünglich* her, da sie

---

sende Heilmittel anzuwenden sey? Welche unbeantwortliche Aufgabe, deren Auflö-
sung gleichwohl unerläßlich ist, wenn das System dem Heilkünstler dienen soll!"
(Hahnemann 1829, I, 67).

doch nichts weiter als einzelne Ansichten des angeblichen Charakters der Krankheit und nur einzelne Äußerungen des inwohnenden Übels (Symptome) sind...?[39]

Durch diese falsche Auffassung von der Natur der Krankheit nimmt die Behandlung drei gleichermaßen falsche Formen an:

(1) Behandlung des Krankheitsnamens:

„Hat der Kranke die Gicht, so gebe man ihm Vitriolsäure; das Heilmittel des Rheumatismus ist Quecksilber; China ist im Wechselfieber gut, Simaruba in der Ruhr, Meerzwiebel in der Wassersucht." Hier ist der trockene Name der vermeintlichen Krankheit hinreichend, den Parempiriker[14] zu einem Mittel zu bestimmen, was rohe, nicht unterscheidende Erfahrung zuweilen hülfreich fand bei Krankheiten, die man so obenhin Gicht, Rheumatism, Wechselfieber, Ruhr, Wassersucht nannte, und sie weder genau beschrieb, noch von ähnlichen Übeln sorgfältig unterschied.[40]

(2) Behandlung hervorstechender Symptome:

Von jeher suchte die alte Schule, da man sich oft nicht anders zu helfen wußte, in Krankheiten ein *einzelnes* der mehrern Symptome durch Arzneien zu bekämpfen und wo möglich zu unterdrücken – eine *Einseitigkeit,* welche, unter dem Namen: *Symptomatische Curart,* mit Recht allgemeine Verachtung erregt hat, weil durch sie nicht nur nichts gewonnen, sondern auch viel verdorben wird. Ein einzelnes der gegenwärtigen Symptome ist so wenig die Krankheit selbst, als ein einzelner Fuß der Mensch selbst ist.[41]
[Wird] ein einzelnes [Symptom] (unter dem falschen Namen: *Ursache)* mit Arzneien bestritten, [bildet das] doch wahrlich nichts weiter

---

[14] „Parempirie bezeichne den bösen Dämon, Empirie den guten Genius der Erfahrung" (Hahnemann 1829, I, 91 Fußnote). Indem Hahnemann diesen neuen Begriff prägte, löste er das Problem der Unterscheidung zwischen einem „Empiriker" (Anhänger der empirischen Tradition) und einem „Empiristen" (ungebildeter Arzt). Letztere Bezeichnung wurde wahrscheinlich von den Rationalisten des Altertums eingeführt, die ihre Konkurrenten, die Empiriker, für ungebildet hielten (vergl. Coulter 1975, 321).

als eine (verwerfliche) *symptomatische Cur...*, die von diesen Herren mit unverantwortlicher Anmaßung für *rationelle Causalcur* ausgegeben wird.[42]

(3) Behandlung der angenommenen nächsten Ursachen:

Andre suchten uns zu bereden, daß vorwaltende Säure die nächste Ursache aller Krankheiten sey, und verordneten lauter Alkalien. Mit ihnen suchte sich die alte Sekte[15] in Verbindung zu setzen, die alle Arten von acuten Krankheiten, besonders die herumgehenden Seuchen, von einem gemeinsamen, oft, wie sie meinten, im Innern des Körpers selbst erzeugten Gifte ableitete und ebenfalls in absorbirenden, alkalischen Erden... das Gegengift des die meisten Krankheiten... erregenden Giftes suchte...

C.L. Hoffmann glaubte nicht weniger ein Recht zu haben, seinen partikulären Wahn, daß fast alle Krankheiten von einer Art Fäulniß entstünden und mit Mitteln, die die Schule für Fäulniswidrig ausgiebt, zu heilen wären, als eine allgemein gültige Wahrheit aufstellen zu können...

Die feinern Humoralsekten brauchen außer der Verunreinigung des Bluts noch eine, angeblich fast überall, vorhandne Plethora nebenbei zum Vorwande ihrer schrecklichen, unbarmherzigen Blutvergießungen; sie wollten beizu noch dadurch ableiten, den Ton herabstimmen, und was sie sonst noch für schlaue szientifische Nebenrücksichten hatten. Sie verfuhren, wie man sieht, gleich andern Sekten, nach Willkühr, doch mit dem sichtbaren Bestreben (nicht etwa, zu heilen, das wäre etwas Gemeines; nein!) ihren Willkührlichkeiten einen möglichst hohen Anstrich von Rationalismus zu geben.[43]

Hier ist das, was der Arzt gewöhnlich als „Ursache" der Krankheit betrachtet, in Wirklichkeit ein Krankheitsprodukt: „Durchaus sah die bisherige Schule jene durch die Krankheit veränderten Stoffe, die tur-

---

[15] Mit „alte Sekte" meint Hahnemann die Iatrochemie. Christian Ludwig Hoffmann (1721–1807) leitete seine Pathologie von Glisson, Sylvius und Boerhaave ab und zog die Schlußfolgerung, daß Krankheit auf eine spezifische Substanz aus dem Innern des Organismus zurückgeht.

gescirenden sowohl, als die sich absondernden, innormalen Stoffe für Krankheits-Erreger, wenigstens, wegen ihrer angeblichen Rückwirkung, als Krankheits-Unterhalter an und thut letzteres bis auf die Stunde noch."[44]

Überhaupt setzt die gewöhnliche Schule bis in die neuern (möchte man doch sagen dürfen, neuesten!) Zeiten bei Krankheiten am liebsten, wenn auch noch so fein gedachte, Krankheits-Stoffe (und Schärfen) voraus, welche durch Ausdünstung und Schweiß, durch die Harn-Werkzeuge, oder auch durch die Speichel-Drüsen aus den Blut- und Lymphgefäßen, durch die Luftröhr- und Bronchial-Drüsen als Brust-Auswurf, aus dem Magen und dem Darm-Kanale durch Erbrechungen und Abführen fortgeschafft werden müßten, damit der Körper von der materiellen, Krankheit erregenden Ursache gereinigt und so eine gründliche Causal-Cur vollführt werden könne.[45]

Hahnemanns Kommentar hierzu lautet: Wenn „die übelartigen, oft sehr ekelhaften Auswürfe in Krankheiten gerade der sie erzeugende Stoff [wären] und nicht dagegen *jederzeit Auswurfs-Produkte der Krankheit selbst*,... müßte jeder Schnupfen, auch der langwierigste, bloß durch sorgfältiges Schneuzen und Säubern der Nase unfehlbar und schnell geheilt werden können" [46]. Tatsächlich sind natürlich Schleim und Schnupfen bei der gewöhnlichen Erkältung, wie alle anderen materiellen Krankheitsäußerungen, das Produkt einer nicht-materiellen Krankheitsursache.[16)]

Die andere Hauptkritik Hahnemanns richtete sich gegen den Anspruch der Ärzteschaft, *a priori* die Mechanismen der Arzneiwirkung zu verstehen: Einer theoretisch definierten Krankheitsursache setzten sie eine Arznei entgegen, deren Wirkungsmechanismus ebenfalls theoretisch war.

[16)] Er bezieht diese Argumentation sogar auf Darmwürmer: „Und sind denn deine Wurmzeichen, der gespannte Unterleib, die mit Anorexie abwechselnde Freßgier, das Jucken in der Nase, die blauen Ringe um die Augen, der erweiterte Augenstern, und selbst der Abgang einiger Spulwürmer, wahre Zufälle einer Wurmkrankheit? Oder können sie nicht vielmehr Zufälle einer neben der Anhäufung der Spulwürmer koexistirende Siechheit seyn, die wohl gar Ursache der Wurmanhäufung, nicht Wirkung, wäre?" (Hahnemann 1829, I, 114).

Eine ganze Reihe derartiger Theorien der Arzneimittelwirkung war im Umlauf. Galens Lehre, daß die sekundären Qualitäten einer Arznei (ihre Wirkung auf den Organismus) aus ihren primären Qualitäten (Geschmack oder Geruch) ableitbar ist, war immer noch lebendig. Cullen hatte die arzneiliche Wirkung von Chinin dessen bitteren und adstringierenden Qualitäten zugeschrieben. Das ermutigte viele deutsche Ärzte, die während der britischen Kontinentalblockade durch Napoleon keinen Zugriff auf die peruanische Chinarinde hatten, dieses fremdländische „Tonikum" durch verschiedene Mixturen vegetabilischer Substanzen zu ersetzen.[47]

Andere hofften, eine Kenntnis der Arzneimittelwirkung durch chemische Analyse zu gewinnen, und gruppierten die Arzneien entsprechend ihrem Kohlen-, Wasser- oder Stickstoffgehalt.[48][17]

Eine Gruppe experimentierte damit, daß sie Arzneimittel in ein Glasgefäß zu menschlichem Blut hinzugab und aus den beobachteten Reaktionen die Wirkung auf den Körper ableitete.[49]

Andere Experimentatoren verabreichten Arzneimittel an kranke Tiere in der Hoffnung, so deren therapeutische Eigenschaften festzustellen.[50]

Den Pflanzen einer botanischen Familie schrieb man identische arzneiliche Kräfte zu, und einige Ärzte schworen auf die Signaturenlehre und versuchten, die arzneilichen Eigenschaften einer Substanz aus ihren äußeren Formen abzuleiten.[51]

Hahnemann verwarf alle diese Vorgehensweisen.

Keine Substanz hat die gleiche arzneiliche Kraft wie eine andere, nur weil sie ähnlich schmeckt: Es „kann ein Gemische von Calmus, Enzian und Galläpfel zwar weit aromatischer, bitterer und zusammenziehender schmecken, als Chinarinde; aber Chinarinde wird doch in aller Ewigkeit nicht daraus".[52]

Über die chemische Untersuchung von Arzneimitteln merkt er an: „Aber dem Braunkohlgemüse, dem Rindsbraten oder dem Weizenku-

---

[17] Cullen führte die therapeutische Wirkung von Quecksilber auf „dessen besondere Neigung, sich mit Ammoniaksalzen zu verbinden" zurück (Cullen 1789, 446). Der Franzose J.F. Cortet erklärte sie durch den Sauerstoff im Quecksilberoxid. Eine zeitgenössische pharmakologische Abhandlung stellte fest, „daß nur die Kenntniß der vorwaltenden Grundtheile der Arzneimittel, die die Chemie kennen lehre, die Wirksamkeit der Mittel bestimme" (zitiert nach: Hahnemann 1825, *Reine Arzneimittellehre*. 3. Band, 29).

chen fehlt es doch wahrlich nicht an reichlichem Stick-, Kohlen- oder Wasserstoffe; wo bleiben aber bei ihnen die Arzneikräfte, die man jenen Stoffen so freigebig zutheilt?" [53]. Reagenzglasexperimente mit menschlichem Blut sind zwecklos: „Gleich als ob die Arzneien nicht erst unglaubliche Änderungen im Verdauungskanale erleiden müßten, ehe sie (und immer noch erst durch einige Umwege) ins Blut gelangen könnten" [54]. Salpeter ist ein Antiseptikum und verhindert das Faulen getrockneten Fleisches, gibt man es aber bei „Faulfieber" (Typhus) mit einer Tendenz zur Gangränbildung, so beschleunigt es den Kankheits-prozeß, indem es die Vitalität des Organismus schwächt. Hahnemann schließt, daß die Chemie die Arzneikräfte ebensowenig wie den Magne-tismus erklären kann.[55][18]

Über Tierversuche merkt er an, daß manche Arzneien auf Tiere eine andere Wirkung als auf Menschen haben. Schweine können ohne Schä-den *Nux vomica* in Mengen verzehren, die einen Menschen mehrfach töten würden; *Aconitum napellus* ist unschädlich für Hunde, obwohl es für den Menschen ein tödliches Gift ist; Taxusblätter sind giftig für Men-schen, werden aber von manchen Tieren gefressen usw.[56]

Die botanische Verwandtschaft ist ein trügerischer Führer: Es gibt „viele Ausnahmen von entgegengesetzten oder doch sehr abweichen-den Kräften in einer und derselben Pflanzenfamilie und in den meisten derselben" [57]. Die Signaturenlehre ist eine der „Vermuthungen unsrer abergläubischen Vorfahren,... deren Wirksamkeit aus alten Wei-bermärchen... abgeleitet ward".[58]

Hahnemann verwarf alle Bemühungen, die Heilkräfte von Arzneien *ab usu in morbis* zu erforschen (d.h. indem man sie Kranken verabreicht und die Wirkungen beobachtet). Er begründete das damit, daß bis auf wenige, relativ konstant verlaufende Krankheiten, die durch ein spezifi-sches Miasma verursacht sind,[19] die Krankheiten unendlich variieren und eine klare Klassifikation unmöglich ist; darüber hinaus seien sie so nachlässig von den Ärzten beschrieben worden, daß diese Informatio-nen wertlos seien. Außerdem würden fast nie Einzelmittel, sondern Arzneigemische verordnet, was derartige Untersuchungen ent-werte.[59]

---

[18] Über Francois Magendies Experimente mit menschlichem Blut vergl. Coulter 1977, 628 ff. Hahnemann erkannte, daß die Chemie gelegentlich nützlich für die Medizin ist, besonders durch die Entdeckung von Antidoten (Hahnemann 1829, I, 138).

[19] s.u. S. 105–112

Man erwiedert: „Die Kräfte der Arzneien wären nicht unbekannt", und ich frage: sind die Paar Worte, die die *Materia medica* über jede enthält, eine Kenntniß, eine genaue Kenntniß zu nennen? Oft ists nichts weiter, als eine Liste Namen von Krankheiten, in welchen allen die Substanz geholfen haben soll... Namen von Krankheiten sage ich; Gott weiß, welchen Körperzuständen diese Namen gegeben wurden, und welche Weisheit bei ihrer Ernennung präsidirt hat?[60]

Wodurch aber erklärt sich die Dauerhaftigkeit des medizinischen Rationalismus? Wenn alle Anstrengungen, die Krankheitsursachen und Wirkungsmechanismen der Heilmittel aufzuklären, wertlos sind, was hält dann diese Lehre am Leben, für die eine Mehrheit der Ärzte während der gesamten Geschichte eingetreten ist?

An diesem Punkt verläßt Hahnemann den Rahmen einer wissenschaftlichen Kritik zugunsten der soziologischen Analyse und weist auf die psychologischen und sozialen Wurzeln des medizinischen Rationalismus hin.

Vor allem bestärkt dieses System das Selbstwertgefühl des Arztes, indem es ihm *Erklärungen* für alle Phänomene liefert. Dies ist der Hauptirrtum, der *„Wahn, daß das Wesen des Arztthums nur im Alleserklären bestehe."* [61][20]

---

[20]) Besonders kritisch stand Hahnemann der sogenannten *„Naturphilosophie"* seiner Zeitgenossen Johann Gottlieb Fichte (1762–1814) und Friedrich Schelling (1775–1854) gegenüber, einem Versuch, alle Naturphänomene in neoplatonischen, mystischen und vitalistischen Begriffen zu „erklären": „Nun äffeten uns die Naturphilosophen. – Denn solcher Seher gab es viele, jeder war in eine neue Ansicht der Dinge gerathen, jeder spann ein andres System; nur in der besondern Geisteskrankheit kamen sie überein, durch innere Selbstanschauung über das apriorische Wesen und die ganze Natur der Dinge nicht nur klare Rechenschaft geben zu wollen, sondern sich sogar selbst für den Schöpfer des Ganzen anzusehen, und es nach ihrer Art aus sich selbst aufzubauen (zu construiren). Alles was sie über Leben an sich, und über das Wesen des Menschen, sich verlauten ließen, war, wie ihre ganze Dichtung, so unverständlich, so bauchrednerisch, daß kein reiner Sinn daraus hervorging. Die menschliche Sprache, welche nur geeignet ist, sich über sinnliche Wahrnehmungen und unmittelbar aus ihnen abgeleitete Begriffe auszudrücken – Collectivbegriffe, deren jeder sich leicht in concrete Beispiele vereinzeln und so der menschlichen Sinnlichkeit nahe bringen und verdeutlichen läßt – verweigerte, ihre Schwärmerei, ihre arreta und poetischen Gesichter auszudrücken; und daher radebrecheten sie mit neu geschaffenen, hochtönenden Worten, hyperlunarischen Wortfügungen und unerhörten exzentrischen Phrasen ohne Sinn, und verwickelten sich in so übersinnliche Spitzfindigkeiten, daß man in Verlegenheit geräth, ob man eine Satyre auf diesen

... weil sie das Wesen der Arzneigelehrtheit und ihren höchsten Stolz darin suchten, recht viel, auch das Unmögliche zu erklären. Sie glaubten, die abnormen Zustände des menschlichen Körpers (Krankheiten) nicht anders ärztlich behandeln zu können, als wenn sie die dem normalen und abnormalen Zustande des menschlichen Organismus zum Grunde liegenden Gesetzte *handgreiflich* eingesehen hätten. Dieß war der erste und Hauptbetrug, den sie sich und der Welt spielten. Dieß war der unselige Wahn, der die Heilkunde schon von *Galens* Tagen an bis auf die neuesten Zeiten zum Schauplatze der barockesten, sich selbst oft zerstörenden Hypothesen, Erklärungen, Demonstrationen, Vermuthungen, Dogmen und Systeme machte, deren Schaden unübersehlich ist. Schon ward dem Lehrlinge eingebildet, er sey nun Meister der Kunst, Krankheiten zu erkennen und zu heilen, wenn er sein Gehirn mit jenen grundlosen Hypothesen abgefüllt hatte, welche recht dazu geeignet schienen, seinen Kopf zu verdrehen, und ihn von der wahren Ansicht der Krankheiten und ihrer Heilung so weit als möglich zu entfernen.[62]
Unsre Systembauer gefielen sich in jenen hyperphysischen Gefilden, wo ihnen so leicht kein Terrain abzugewinnen war; denn in jenem gränzenlosen Reiche der Phantasie ist jeder König, der sich am meisten über die fünf Sinne erhebt. Das übermenschliche Ansehn, was

Mißbrauch der Geistesanstrengung oder eine Elegie über ihre Verunglückung schreiben soll. Man hat der Naturphilosophie die Verschraubung und Desorganisation einer Menge von Köpfen junger Ärzte zu danken. Außerdem war ihr Eigendünkel bisher noch zu überspannt, als daß sie sich viel mit Ansicht der Krankheiten und Heilung hätten abgeben sollen, außer was sie von ihrem Dualismus, von ihrem Polarisiren und Repräsentiren, von ihrem Reflex, von Differenzirung und Indifferenzirung und Potenzirung und Depotenzirung hier und da darüber anbrachte. Sie selbst lebt und webt nach forcirter Begeisterung der Materie, und in der Erschaffung und Ordnung (Construction) des Weltalls und seines Miniaturmodells, des Menschen, nach ekstatischen Phantasien. – Körperlos und ätherisch-luftig schwebt sie noch jenseits der Sonnensysteme und außer den Grenzen des Wirklichen, und scheint sich noch lange nicht zu ihrem übererhabenen Standpuncte herab zu dem niedrigen Wirkungskreise der Praxis (der Menschenheilung) niederlassen zu wollen, auch wohl – da sie sich überstiegen hat – nicht zu können" (Hahnemann 1829, I, 66–67). Als ein an der Praxis orientierter Arzt konnte Hahnemann nur Verachtung für derartig extreme Abstraktionen empfinden, die von jeder beobachtbaren Wirklichkeit völlig abgehoben waren und jeder empirischen Begründung ermangelten.

sie sich durch Errichtung solcher kolossalischen Luftgebäude zu verschaffen wußten, deckte ihre Blöse im Heilen selbst.[63][21)] Unzählige, verschiedene Ansichten über die Natur der Krankheiten und ihrer Abhülfe entsprangen aus den so verschiedenen Köpfen und das theoretisch von ihnen Ausgeheckte hießen sie *Systeme* (Gebäude), wovon jedes den übrigen und sich selbst widersprach. Jede dieser spitzfindigen Darstellungen setzte Anfangs die Leser in ein betäubendes Erstaunen ob der unverständlichen Weisheit drin und zog dem System-Erbauer eine Menge, die naturwidrige Klügelei nachbetender Anhänger zu, deren keiner jedoch etwas davon zum bessern Heilen brauchen konnte, bis ein neues, dem erstern oft ganz entgegengesetztes System jenes verdrängte und sich wieder auf kurze Zeit Ruf verschaffte. Keines war mit Natur und Erfahrung im Einklange; es waren theoretische Gewebe feiner Köpfe aus angeblichen Consequenzen, die in der Ausübung, im Handeln am Krankenbette, ihrer Subtilität und Naturwidrigkeit wegen nicht gebraucht werden konnten und nur zu leeren Disputir-Übungen taugten.[64]

Er faßt zusammen: „Dieser lehrt ja doch nicht, wie man mit Gewissensbefriedigung Menschen gesund machen könne, sondern nur, wie man sich vor den Leuten den Anstrich von gelehrter Weisheit und tiefer Einsicht zu geben habe" [65]. Die Behauptung, die näheren Ursachen zu verstehen, sei „zwar der Eigenliebe des gelehrten Erdenkers wohl schmeichelnd, im darnach Handeln aber meist irreführend, und... mehr auf Ostentation, als auf ernstliche Findung der Heil-Indication angelegt".[66]

Sehen Sie wie [er] mit bedächtig gemessenen Schritten, ausgebogner Brust, und hoch erhabnem Haupte in die ihn ehrfurchtsvoll erwartende Gesellschaft tritt, wie er mit einer gnädigen, langsamen Halbverbeugung die Würde seiner hohen Person ankündigt, und mit kurzen Sylben und einem *air dedaigneux* die wichtigsten Fragen aburtheilt. Nur die Großen der Versammlung würdigt er seiner Nähe-

---

[21)] Hahnemann hat vielleicht an Lockes Bemerkung gedacht: „Ich sehe, daß es für die Menschen leichter und natürlicher ist, ihre eigenen Luftschlösser zu bauen, als die schon stehenden gut zu prüfen" (Sydenham benutzte dieses Zitat gegen seine eigenen rationalistischen Zeitgenossen [Dewhurst 1966, 59]). Ein solcher Kommentar paßte vor allem auf die *„Naturphilosophie"*.

rung, er schmeichelt ihnen in hochtrabenden Phrasen, um wieder fetirt zu werden, und spricht von den Hohen der Erde und den ersten Gelehrten, wie von alltäglichen Kleinigkeiten, die man mit dem Fünftel eines Blickes mustern kann. Belohntes oder verkanntes Verdienst, herzrührende häusliche Auftritte, Gefahr und Errettung, Leben und Tod, nichts bringt ihn aus seiner Eiskälte, oder entlockt ihm höchstens eine witzige Tirade, die das Pöbelvolk seiner unterthänigen Klienten mit Händeklatschen anzuerkennen nicht unterläßt. Er spricht die neuern Sprachen mit feinstem Akzent; sein Haus ist ein Muster des hohen Tones, und die Geräthe im ersten Geschmacke... wer kanns ihm verargen, wenn ihm eine Krankengeschichte ennüyant deucht, und er die dringenden Symptome der einzigen Stütze einer kummervollen Familie auf morgen verweist, weil ein durchreisender Graf eben seine Visitenkarte abgeben läßt. Seine Arztweisheit konnte vor allen tongebenden Nebendingen nur eine dünne Schale bleiben, an der er eben genug zu poliren hat, damit alle ungebetenen Forscherblicke an ihrer spiegelartigen Glätte sich brechen und ohne penetriren zu können, zurück geworfen werden möchten.[67]

In zweiter Linie ist der Rationalismus ein Gedankengebäude, „klüglich ersonnen zur Bequemlichkeit der Therapie" [68], ein Prokrustesbett, das auf Kosten der Patienten den Bedürfnissen des Arztes dient. Er dichtet „den zu behandelnden, akuten Krankheiten einen falschen Charakter" an, „damit derselbe in den bei ihnen einmal eingeführten Curplan passe" [69]. „Unsere liebe gewöhnliche Arzneikunde, deren Wahlspruch es scheint: es beim Alten zu lassen, sichs bequem zu machen und sich das Nachdenken so viel wie möglich zu ersparen."[70]

Kurz, der reduktionistische Zug des Rationalismus bezweckt: (1) die Vielfalt der vorkommenden Krankheiten zu begrenzen, indem er viele Symptome eliminiert; (2) die Vielfalt der Arzneimittel zu begrenzen, indem er nur eine bestimmte Anzahl arznilicher „Kräfte" als bedeutsam für die Behandlung erklärt. Anstatt die ganze Vielfalt an Krankheiten und Arzneien, wie sie in der Natur existiert, zu akzeptieren und sie in das therapeutischen System zu integrieren, findet der Rationalismus einige wenige gemeinsame Nenner und gründet seine Überlegungen auf diese.

Wenn jeder Erkrankungszustand mit einer hypothetischen inneren (nächsten) Ursache verbunden wird, müssen viele Symptome des

Patienten vernachlässigt werden, was eine ungerechtfertigte Simplifizierung des Krankheitsmusters bedeutet:

Die Ärzte alter Schule machten es sich hiemit in ihren Curen äußerst bequem. Da hörte man keine genaue Erkundigung nach allen Umständen der Kranken, ja der Arzt unterbrach diese sogar oft in der Erzählung ihrer einzelnen Beschwerden, um sich nicht stören zu lassen bei schneller Aufschreibung des Receptes.... Auch that er bei fernern Besuchen nur wenige allgemeine Fragen, that als fühle er den Puls an der Handwurzel, besah die Zunge, verschrieb in demselben Augenblicke, eben so ohne verständigen Grund, ein anderes Recept, oder ließ das erstere ... fortbrauchen und eilte mit zierlichen Gebehrden zu dem fünfzigsten, sechzigsten Kranken, den er denselben Vormittag noch gedankenlos zu besuchen hatte.[71]
Wer dann als Arzt gerufen in dem Falle war, am Krankenbette, wie die Kunst forderte, zu überlegen, an welcher namentlichen Krankheit der Pathologie sein Patient leide, mußte bei mehren Symptomen, die die Pathologie unter dieser Form angegeben, weil sie bei seinem Kranken sich nicht fanden, doch annehmen, daß sie nur zufällig hier nicht vorhanden, und wohl da seyn *könnten,* wenn sie auch nicht da *wären* – die übrigen, oft sehr zahlreichen und wichtigen Zufälle aber, woran der Kranke eben wirklich litt, die aber in der Definition des Krankheitsnamens im pathologischen Buche nicht zu finden waren, musste er, so befahl's die Kunst, für unwesentlich, für zufällig, für unbedeutend, gleichsam für wilde, unartige Ausschößlinge (Symptome von Symptomen) annehmen, die nicht zu berücksichtigen wären.[72][22)]
„Was kümmert uns," sprechen die Arzneilehrer und ihre Bücher, „was kümmert uns die Anwesenheit der mancherlei sonst noch an dem Krankheitsfalle zu findenden, verschiednen Symptome, oder die Abwesenheit der etwa fehlenden? Solche empirische Kleinigkeiten darf der Arzt nicht achten; sein praktischer Blick, das Eindringen seines geistigen Auges in die innere Natur des Übels entscheidet gleich bei der ersten Ansicht des Kranken, was ihm fehle, mit welcher

---

[22)] Cullen war nur der letzte (nach Galen, Boerhaave und anderen Rationalisten und Methodisten), der den Ausdruck „Symptom eines Symptoms" benutzte (Cullen 1793, XIII).

pathologischen Krankheitsform der Arzt es zu thun, und mit welchem Namen er es also zu belegen habe, und seine Therapie sagt ihm, was für Recepte dagegen zu verschreiben sind.[73]

Anstatt eine gründliche Beschreibung der Symptome aufzunehmen, „erdichtet der gewandte Allöopath vor allen Dingen einen bestimmten, am liebsten griechischen Namen für das Übel des Kranken, um ihn glauben zu machen, er kenne diese Krankheit schon lange, wie einen alten Bekannten, und sey daher am besten im Stande sie zu heilen".[74] Das erlaubt ihm eine schnelle Diagnose, und 60 bis 80 Patienten an einem Tage zu heilen:[75]

Sehen Sie, schon halb fünf Uhr in der Frühe besteigt er seinen Schwimmer, um diesen Morgen noch dreißig Krankenbesuche abzulegen, die Rosse schäumen vor Eile und müssen in etlichen Stunden wieder gewechselt werden. Er bückt sich im Fahren nachdenklich und tief über eine enggeschriebene Rolle, wo die Namen, die Wohnung der ihn herbeiseufzenden Kranken und die Minute, wo er bei jedem einzutreffen gedenkt, sorgfältig spezifiziert ist. Er sieht auf seine Sekundenuhr, er klingelt, der Kutscher hält. Er springt aus, sagt ihm ein Paar gemurmelte Worte und fliegt die Treppen herauf. Die eröffnete Thüre bringt ihn in drei Schritten zu dem Kranken, dem er zwei Fragen thut, seinen Puls ergreift, ohne seine Antwort abzuwarten, Papier und Feder fordert, und tiefdenkend zwei Sekunden auf dem Stuhl hingelehnt, urplötzlich das vielsagende Rezept hinwirft, es mit ein Paar feierlichen Worten decent zum unausgesetzten Gebrauch übergiebt, die Hände in einander reibt, sich verneigt, und verschwindet, um in den sechs nächstfolgenden Sekunden einen andern Kranken zu erreichen, dem er wieder seine pfeilschnelle Hülfe zwei Minuten lang, (in größere Zeiträume läßt sich seine übergeschäftige Allgegenwart nicht theilen) angedeihen lassen will. Er wischt sich den Schweiß von der Stirne, klagt über gehäufte Geschäfte, läßt sich aus einer halbstündigen Gesellschaft sechsmal eilig vom Bedienten herausrufen, winkt jedem Wundarzte auf dem Wege, um ihm eifrig bedeutend etliche Worte ins Ohr zu sagen, und zeigt dabei auf einige Häuser und Gassen hin. In der Bestellstunde wimmelt seine Vorkammer von Krankenangehörigen, Krankenwärterinnen, Hebammen, Wundärzten, Kranken. In Menge werden da

Rezepte, Gutachten, Rathschläge (wie Einlaßbillette unter der Schau-spielhalle) ausgetheilt.[76]

Die extremste Übersimplifizierung war im Brownschen Methodis-mus erreicht:

An Sophismen der Dialektik, an Dreistigkeit der Behauptungen, (an unverschämtem Selbstlobe) und an Nichtachtung der unendlichen, in Modificirung der Krankheiten sowohl als ihrer Heilmittel sichtba-ren Mannigfaltigkeit der Natur wurden jedoch alle bekannten Arz-neisektirer weit von jenem täuschenden Parempiriker, *Brown*, über-troffen, welcher, selbst kein Krankheitsheiler, alle möglichen Heil-rücksichten auf Reizen und Reize Mindern einschränkte und die größte aller medicinischen Ungereimtheiten den offenen Augen der Welt vorführte, „daß es nur zwei oder drei Krankheiten geben könne, die sich durch keine andre Verschiedenartigkeit, als blos durch ein Plus und Minus der Erregung und einer ihnen korrespondierenden Anhäufung der Erregbarkeit unterschieden".[77]

Hilf ewiger Gott! welchen Unsinn kann ein einziges unpraktisches Büchergenie nicht alles aushecken und zum Hohne des Menschen-verstandes der lammartigen schwachen Sterblichkeit aufbür-den![78][23)

Ebenso wie der Ruf nach nächsten Ursachen der Bequemlichkeit des Arztes dient, tut es die rationalistische Analyse der Arzneien. Obwohl jede arzneiliche Substanz der Erde sich von jeder anderen unterschei-det, fassen diese Ärzte sie in Klassen zusammen, die sie dann immer wieder neu ordnen, um sie den gerade herrschenden pathologischen und therapeutischen Methoden anzupassen:

Die bei den Alten als *alexipharmaca, cephalica, splenica, uterina* ange-wendeten Mittel mußten nachgehends das Amt der krampfstillenden und Nervenmittel übernehmen. Als das System nun straffe und laxe Fasern zum Grunde der Krankheiten annahm, mußten auch die bis-

---

[23)] Vergl. auch „Fragmentarische Bemerkungen zu Browns *Elements of Medicine*" (Hahnemann 1829, 25–38): „Hilf Himmel! das ganze transparente Werk hindurch hat er uns die Augen mit einem lodernden Strohfeuer geblendet, hier sinkt er zu Asche nieder und *Er*? – überläßt uns, lächelnd, der grausigen Einöde umher, in dunk-ler Nacht" (S. 38).

her zu andern Behufen gedienten Arzneimittel in eins dieser beiden Fächer sich schieben lassen... Als nun *Brown* blos *Erregungsmittel und Erregung herabstimmende Mittel* zu seinem Systeme nöthig hatte, so wurden dieselben Arzneien, die man sonst unter vielen andern Etiketten aufgeführt hatte, gleich zu den zwei neuen Regimentern angeworben und beliebig in das eine oder das andre untergesteckt... gleich als obs nur aufs Creiren ankäme, und die Arzneistoffe sich nur auf Befehl des promovirten Mannes gefallen lassen müßten, nach seinem Belieben die eine oder andere Function zu übernehmen.[79]

Dann werden mehrere Arzneien gleichzeitig verschrieben, um die vermuteten nächsten Ursachen zu bekämpfen:

Bei einem gemischten Recept... bestimmt der verschreibende Arzt jedem Ingredienz die Rolle, die es im menschlichen Körper ausüben soll: „Dieß soll die *Basis* seyn, das zweite das *Adjuvans*, das dritte das *Korrigens*, jenes das *Dirigens* und dieses das *Konstituens!* Machthabend gebiete ich, daß keins dieser Ingredienzien sich unterstehe, seinen angewiesenen Posten im menschlichen Körper zu verlassen! Ich gebiete, daß das Korrigens sich nicht säumig erweise, die Laster der Basis zu vermänteln, alle Tücken dieses Hauptmittels und des Adjuvans vertusche und zum Besten kehre; aus Reihe und Glied aber zu treten, und etwa eine eigene, der Basis entgegenstrebende Rolle eigenmächtig selbst zu übernehmen, untersage ich hiermit gänzlich!...“
Aber glaubst du denn ernsthaft, daß der *Mischmasch* das wirken werde, was du jedem Ingredienz zutraust, etwa wie Dinge, die nicht wechselseitig auf einander eingreifen, nicht auf einander Einfluß hätten, oder auf dein Geheiß nicht haben dürften? Fällt es dir nicht ein, daß zwei dynamische Agenzen zusammen *nie* das wirken können, was beide, einzeln zu verschiednen Zeiten gegeben, thun würden – daß eine *Mittelwirkung* entstehen müsse, die *a priori* nicht voraus zu sehen ist... Vielfach zusammengesetzte Recepte zu verschreiben, wohl mehrere täglich, ist der Gipfel des Parempirismus;... Das heiße ich eine Hand voll verschiedentlich gerundeter Kugeln mit verbundenen Augen auf einem ungekannten Billiard mit vieleckigen Banden hinwerfen und im voraus bestimmen wollen, welchen Effekt sie zusammen thun... Und doch bleibt die Bestimmbarkeit der Resultate

aller mechanischen Potenzen unendlich leichter, als die der dynamischen.[80]

Hahnemann war es, der als erster die Stimme gegen Arzneigemische erhob, weil er glaubte, daß sich die Wirkungen solcher Mischungen nie präzise würden erkennen lassen:[24]

Was soll man zu ihren Lobpreisungen der Arzneien in diesem oder jenem Übel sagen, da die *Materia medica* sie nur aus solchen Beobachtungen... der Ärzte zog, welche fast nie mit einem einzelnen Arzneistoffe heilten, sondern fast immer mit mehr oder weniger andern Mitteln gemischt... *Jedes Prädicat für eine Arzneisubstanz, die nie ohne Beigebrauch anderer, also nicht rein, folglich so gut als gar nicht geprüft worden war, ist Täuschung und Lüge.*[81]

Ein anderer Grund für die vorherrschende Polypharmazie war die ärztliche Unkenntnis jeder Arznei, das Versäumnis, sich auch nur die vorhandenen, von den verschiedenen Schulen gelehrten Kenntnisse anzueignen:

Diese Vielmischerei ist nur ein Nothbehelf dessen, der von den Wirkungen jeder einzelnen Substanz nur sehr wenig Kenntniß hat, und sich damit tröstet, daß, da er einmal keine einfache, für den Krankheitsfall passende Arzneisubstanz zu finden weiß, sich doch unter dieser Menge zusammen geschriebener und unter einander eingegebener Mittel eins befinden könne, was aus Glückszufall den rechten Punct treffen werde.[82]

Die meisten Ärzte stellen nicht einmal ein besonderes Rezept für jeden Patienten zusammen, sondern benutzen die Fertigarzneien, die die Apotheke stets vorrätig hat. Der ökonomische Nutzen ist offensichtlich, denn der Arzt „bekommt 4 Groschen für ein Recept. Also eben so viel für das Recept, welches er aus dem gedruckten Recepttaschenbuche abschreibt, als für das, was ihm auszudenken eine Stunde Zeit

---

[24] Ebenso wichtig war seine Überzeugung, daß Arzneien von Natur aus schädlich für den Organismus sind, und deshalb nicht in größeren Mengen als nötig gegeben werden sollten (s.u. S. 75 und 82).

kostet! Natürlich bedient er sich ... lieber geborgter, ausgeschriebener (d.i. unpassender) Recepte; deren kann er viele in einem Vormittage abschreiben – er muß aber *viele* schreiben, *mehr als dem Kranken gut ist,* weil er nach der Zahl der Recepte bezahlt wird, und weil er viele Viergroschenstücke zum Leben, zum guten Leben, zum splendiden Leben braucht".[83]

Hahnemann würdigt die starken psychologischen Motive, die die rationalistische und methodistische Medizin fördern:

Es liegt in der Anlage des menschlichen Geistes, zu Erscheinungen um ihn her Entstehungsursachen aufzusuchen und immer sieht man daher, wo eine Krankheit sich zeigt, jedermann beschäftigt, sie aus irgend einer, der nächsten besten Quellen herzuleiten. Man würde sich jedoch irren, wenn man aus diesem unwiderstehlichen Grundtriebe, zu einer Wirkung eine Ursache aufzusuchen, eine Nothwendigkeit jener Kenntniß zum Behufe der Heilung deduciren wollte.[84] Ich gebe zu, daß es der menschlichen Schwäche bequemer war, bei den zu heilenden Krankheiten einen sinnlich denkbaren Krankheitsstoff anzunehmen (zumal da auch die Patienten selbst sich leicht einer solchen Vorstellung hingaben), weil man dann auf nichts weiter Bedacht zu nehmen hatte, als wo man genug, Blut und Säfte reinigende, Harn und Schweiß treibende, Brust-Auswurf befördernde und Magen und Darm ausscheuernde Mittel hernähme.[85]

Der Arzt aber darf solchen Impulsen nicht nachgeben: „Nun kann sich aber das Wesen der Krankheiten und ihre Heilung nicht nach solchen Träumen oder nach der Ärzte Bequemlichkeit richten."[86]

Tatsächlich vergißt der Arzt oft seine Theorien, sobald er mit einem schwierigen Fall konfrontiert ist:

Da läßt ihn der hochgelehrte, theoretische Apparat im Stich, – da wirft er blank empirisch, wie der unnachdenklichste, rohe Routinier, eine Menge Namen von Arzneien hin – „da lies dir was aus! Du kannst auch die Namen in einen Beutel thun, und beliebig einen oder mehrere herausgreifen, – es ist alles gleich viel; du kannst das, du kannst jenes nehmen." Hier! wo es an ein Helfen gehen soll, ist der stupideste Syncretismus und Empirismus.[87]

Therapeutische Techniken, die sichtbaren Eindruck auf den Patienten machen, schmeicheln dem Arzt als Wissenschaftler und Techniker:

Dabei ist es sehr schmeichelhaft für den Arzt, sich so machthabend zu sehen, oder sich wenigstens das Ansehen zu geben, hier Schweiß, dort Harntreiben, hier Schmerzen stillen, dort excitiren, hier anhalten, dort eröffnen, hier einschneiden, dort revelliren, hier stärken, dort kühlen, hier Krampf, dort Fäulnis, hemmen zu können, alles wie er es durch die Kohorten seiner Arzneien auszuführen befiehlt... Doch gesetzt, es gäbe solche allgemeinen Mittel, die hie und da gewiß Schweiß, zuverlässig Harn trieben, ganz auffallend Schmerzen stillten, ohne Ausnahme stärkten, ohne Widerrede auflöseten, eröffneten, purgirten und Erbrechen erregten, mächtig in den Schleim einschnitten, in allen Fällen kühlten, jeden Krampf, jeden übermäßigen Abfluß hemmten, ganz ohne Bedenken Kongestionen von der bedenklichern Stelle auf eine bequemere versetzten, ist wohl dann, wenn auch alles dieses noch so köstlich von statten ginge, die Krankheit geheilt? O nein, in den meisten Fällen nicht. Es ist etwas Auffallendes bewirkt, *nur nicht die Gesundheit,* um die es doch zu thun war.[88]
Der kommende Arzt findet dieses Übel da gastrisch; er führt aus, und abermals aus. Aber, man denke, das Fieber nimmt zu, der Geschmack wird fauler, der Athem und die Exkremente stinkender, die weiße Augenhaut gelber, die Zunge belegter und brauner, die Ideen verwirren sich, die Lippen zittern, betäubender Schlummer tritt an die Stelle des Schlafs etc. Er sieht seinen Kranken mit Bedauern zum Tode eilen, freuet sich aber, daß er die Macht besaß, die Unreinigkeiten tüchtig abführen zu können. Was fehlt Ihnen? „Ich habe mich grausam geärgert, der Kopf will mir vor Schmerzen springen, es krampft mir im Magen, unaufhörlich kommt mir Galle bis auf die Zunge." Sie können ein Gallenfieber bekommen, nehmen Sie gleich dieß Brechmittel. – Siehe es stürzt Galle von ihm; er erbricht sich wieder und wieder, er will sich wieder übergeben, die Augen brechen zur Todesnacht, unter kaltem Schweiße über und über. „Ich habe meine Schuldigkeit getan," spricht er zu sich selbst, „ich habe die böse Galle auszuführen gesucht."

Und so geht es die Reihe der allgemeinen Mittel durch. Er leistet viel, der Ehrenmann, nur das nicht, was er soll; – er wirkt auffallende Wirkung, nur selten Gesundheit.[89]

Hahnemanns Kommentar: „Welche Naturlästerung, welche gefährliche Insinuation für den gewöhnlichen, nur allzu geschäftigen Halbarzt! Welcher Stolz, als Herrn der Natur, wird ihm hier eingeflößt!"[90]

Dieses System erlaubt dem Arzt, seine Fehler „auf Rechnung der Unheilbarkeit des Übels, der Unfolgsamkeit der Kranken und anderer kleiner Umstände" zu setzen.[91]

Nun gibt es aber noch einen anderen, ziemlich unangenehmen Aspekt dieses Aktivismus der Ärzte. Ihre Überlegenheitsgefühle werden selbst dann noch verstärkt, wenn sie Unkosten und Leiden verursachen:

Unter Cur versteht der gewöhnliche Arzt oft nichts anders, als ein starkes, heftiges Einwirken auf den Körper mit Dingen, die in der Apotheke vorhanden sind, mit einer schulgerecht umgeänderten, recht ungewöhnlichen, recht magern Diät. „Der Patient muß erst recht angegriffen werden, ehe ich ihm helfen kann; wenn ich ihn nur erst ins Bett habe!" Daß aber der Übergang vom Bette aufs Stroh und Leichenbret so leicht und unendlich leichter als Genesung sei, das läßt er nicht merken.

Der Erregungsarzt hat die Mode eine gerade entgegengesetzte Diät (so wills seine Sekte [die Brownsche Schule]) fast überall zu verordnen: Schinken, starke Fleischbrühe, Branntwein etc. oft wo dem Kranken schon vom bloßen Geruche des Fleisches übel wird und er nichts als kaltes Wasser leiden kann; an heftigen Mitteln ungeheuren Gaben läßt er's aber auch nicht fehlen.

Die Schule der erstern und letztern autorisirt selbst ein solches revolutionäres Verfahren: „Nur keine spielenden Gaben," spricht sie, „kräftig, dreist, stark, so stark wie möglich!" Sie hat recht, wenn kuriren so viel als Umstürzen bedeuten soll.[92]

Wo die alte Medicin nicht weiß, was sie mit einer langwierigen Krankheit anzufangen habe, da curirt sie blind hin mit ihren sogenannten *verändernden* Mitteln *(alterantia)* los; und da sind die *Mercurialia* (Calomel, Ätzsublimat und Quecksilber-Salbe) ihr fürchterliches Hauptmittel, was sie ... oft in so großer Masse und so lange Zeit auf den kranken Körper wirken läßt, bis die ganze Gesundheit untergraben ist. Sie erzeugt so allerdings große Veränderungen, aber stets solche, die nicht gut sind, und stets verderbt sie vollends die Gesundheit mit diesem, am unrechten Orte gegeben, äußerst verderblichen Metalle.[93]

Ängstlich entwerfen sie bei jeder schnell entstehenden oder ihnen eben vorkommenden langwierigen Krankheit einen recht ausgedehnten *künstlichen Diätplan*, verbieten eine Menge Dinge und befehlen eine Menge anderer.

Wissen wir Ärzte denn aber so haarklein die Wirkungen aller Nahrungsmittel und Diätartikel, daß wir entscheidend behaupten könnten, in diesem Falle ist dieß und jenes zu genießen, dieß und jenes schädlich? Wie sehr widerlegt die Erfahrung diese unsre eingebildete Allwissenheit![94]

Die zu Hahnemanns Zeiten übliche grausame Behandlung der Geisteskranken war ein anderer Mißstand, gegen den er seine Stimme erhob:[25]

Da ich keinen Wahnsinnigen je mit Schlägen oder andern schmerzhaften körperlichen Züchtigungen bestrafen lasse, weil es für Unvorsätzlichkeit keine Strafe giebt, und weil diese Kranken bloß Mitleid verdienen und durch solche rauhe Behandlung immer verschlimmert, wohl nie gebessert werden: so zeigte [ein Patient] mir oft mit Thränen die Reste der Schwielen von Stricken, deren sich seine vorigen Wächter bedient hatten, ihn in Schranken zu halten.[95]

Man muß über die Hartherzigkeit und Unbesonnenheit der Ärzte in mehren Krankenanstalten dieser Art erstaunen; ... [es] begnügen sich diese grausamen, jene bedauernswürdigsten aller Menschen durch die heftigsten Schläge und andre qualvolle Martern zu peinigen. Sie erniedrigen sich durch dieß gewissenlose und empörende Verfahren tief unter den Stand der Zuchtmeister in Strafanstalten, denn diese vollführen solche Züchtigungen nur nach der Pflicht ihres Amtes und an Verbrechern.[96]

---

[25] In einem Artikel von 1796 beschreibt er, wie er 1792 einen eigenen geisteskranken Patienten behandelte, d.h. wenigstens ein Jahr bevor Philipe Pinel die sanfte Behandlung von Geisteskranken am Bicetre Hospital in Paris einführte (vergl. Coulter 1977, 448).

Hahnemann meinte, die bestehenden Therapieformen bedienten nur das Unwissen und die Gleichgültigkeit des Durchschnittsarztes, sowie einen gewissen sadistischen Zug: „So oberflächlich und nachlässig kann das wichtigste aller irdischen Geschäfte, *die Beobachtung der Kranken und der unendlichen Verschiedenheiten ihres abgearteten Befindens* nur von *Menschenverächtern* getrieben werden."[97]

Wenn ihre Routinebehandlung eine Heilung bewirkt, ist das Zufall, so wie eine Zahl im Roulett, wenn man nur immer wieder auf sie setzt, schließlich auch einmal gewinnt [98]. „Nicht ein einziger Urheber oder Befolger eines der vielen Arzneisysteme konnte, oder... durfte sein System in der Praxis streng und genau in Ausübung bringen, ohne seinen Kranken den größten Schaden zu thun – weit mehr Schaden zu thun, als sie ohne alle medicinische Hülfe erlitten haben würden."[99] Viele von ihnen gaben jede aktive Behandlung auf und verlegten sich darauf, gar nichts zu tun *(per expectationem)*.[100]

Jedenfalls schließen die existierenden System sich gegenseitig aus: „Alle diese einander oft gänzlich entgegengesetzten Verfahrungsarten haben jede ihre Autoritäten und berühmte Gewährmänner; nirgends aber findet sich eine allgültige, in allen Jahrhunderten bewährte, hülfreiche Norm" [101]. Hahnemann kommt zu dem Schluß: „Unsre *Arzneikunst braucht vom Haupte bis zum Fuße eine völlige Reformation*... Das Übel ist so schlimm geworden, daß nicht die gutgemeinte Gelindigkeit eines *Johann Huß* mehr hilft, sondern daß der Feuereifer eines felsenfesten *Martin Luther* den ungeheuren Sauerteig ausfegen muß."[102]

2.3 Rückkehr zu empirischen Annahmen

Er glaubte, daß die Reform sich aus drei Quellen speisen würde: Verbesserung der moralischen Qualitäten der Ärzte, größere Bereitschaft, harte Denkarbeit an die Medizin zu wenden, und schließlich Einführung einer korrekten Methode, die therapeutischen Probleme zu analysieren und zu lösen.

In seinem Ratgeber *Freund der Gesundheit* gab Hahnemann 1792 folgende Beschreibung von einem guten Hausarzt:

Erkundigen Sie sich nach einem schlichten Manne mit gesundem Menschenverstande, der mit unverkenntlicher Mühe alles, was er an

Wahrheit einnehmen und ausgeben soll, nach einem etwas schwerern als dem Passirsteine abwiegt, über alles, was sein Fach angeht, deutlichen, kurzen Bescheid zu geben weiß, nie unverlangt, nie am unrechten Orte giebt, und auch in andern dem Menschen, als Weltbürger wichtigen Dingen (nach Kennerausspruch) nicht Fremdling ist. Vorzüglich aber wählen Sie sich einen Mann, der nie auffahrend und hitzig wird, als bei Ungerechtigkeiten, der sich von niemand fühllos wegwendet, als von Schmeichlern, der wenig, aber kerngute Leute zu Freunden hat, der den Nothklagenden ausreden läßt, und nicht eher Bescheid giebt, als er mit Überlegen fertig ist.[103]

Im gleichen Werk legt er Sokrates eine Lobrede auf die Hilfsbereitschaft des echten Arztes in den Mund:

Kennst du den Mann, der da in grobe Wolle gekleidet eben jetzt vor uns vorbeiging? Aus seinem ehrwürdig alternden Gesichte blickt allumfassende Menschenliebe. Es ist *Eumenes* der Arzt. Die vielen Tausende, die ihm seine Kunst jährlich einbringt, wendet er nicht an prächtige Landhäuser und an die übrige stolze Geräthschaft der Üppigen. Sein Glück ist Wohlthun! Etwa den zehnten Theil seines großen Einkommens braucht er zu seinen eingeschränkten Bedürfnissen, das übrige wuchert im Staate. Und wie? fragst du mich. Den Armen reicht er seine Hülfe, seine Arzeneien. Mit seinen Vorräthen ernährt er die genesenden Familien, bis sie sich wieder selbst helfen können, und mit dem köstlichsten seiner Weine erquickt er die Sterbenden. Er sucht die Elenden in modernden Winkeln auf, und erscheint ihnen als eine wohlthätige Gottheit; ja, wenn die allbelebende Sonne, das Bild des unbekannten Gottes, zaudert, ihr belebendes Antlitz den Sterblichen zu zeigen, und selbst in der Mitternacht erscheint er zur Hülfe in den Hütten des Elends, und spendet Trost, Rath und Hülfe aus.[104]

Diese Eigenschaften allein reichen aber nicht aus. Die Medizin erfordert ebenso hartes Nachdenken, „die mühsamste Arbeit unter der Sonne!"[105]. Er beschwor seine Kollegen, ihre intellektuellen und sonstigen Fähigkeiten zu verbessern: „Laßt uns besser werden, bald wirds besser seyn."[106]

„Besser werden" setzte aber voraus, daß man wußte, in welcher Richtung man sich verbessern muß, und hier drängte Hahnemann auf eine Wiederherstellung des therapeutischen Denkens entsprechend den empirischen Grundlinien. Seine Forderungen nach Veränderung sind das Spielgelbild seiner Kritik an Rationalismus und Methodismus.

Im Widerspruch zu deren Materialisierung der nächsten Ursache verkündete er, diese Ursache sei „geistartig" oder dynamisch und „von Sterblichen nie zu ergrübeln..."[107]

Materiell können die Ursachen unserer Krankheiten nicht seyn, da die mindeste fremdartige materielle Substanz, sie scheine uns auch noch so mild, in unsere Blutgefäße eingebracht, plötzlich, wie ein Gift, von der Lebenskraft ausgestoßen wird, oder, wo dieß nicht angeht, den Tod zur Folge hat... Und dieß unermüdlich thätige Lebensprincip sollte, z.B. bei einer zwanzig Jahre alten Ausschlags-Krankheit zwanzig Jahre lang einen fremdartigen, so feindseligen, materiellen Ausschlags-Stoff, eine Flechten-, eine Skrofel-, eine Gicht-Schärfe, u.s.w. in den Säften gutmüthig dulden? Welcher Nosologe sah je mit leiblichen Augen einen solchen Krankheits-Stoff, daß er so zuversichtlich davon sprechen und ein medicinisches Verfahren darauf bauen will? Wer hat je einen Gicht-Stoff, ein Skrofel-Gift den Augen darlegen können?[108]
Von den meisten Krankheiten werden sie [die nächsten Ursachen] auch der menschlichen Schwäche ewig verborgen bleiben.[109]

Hahnemann führt (wie Stahl) psychosomatische und organische, durch emotionelle Erregung hervorgerufene Krankheiten als Beweis für die dynamische oder geistartige Natur „nächsten Ursachen" an:

Wie oft hat nicht schon ein kränkendes Wort, ein gefährliches Gallenfieber, eine abergläubige Todes-Prophezeiung, ein Absterben zur angekündigten Zeit, und eine jählinge, traurige oder höchst freudige Nachricht den Tod zuwege gebracht? Wo ist hier der materielle Krankheits-Stoff, der in den Körper leibhaftig übergegangen sein, die Krankheit erzeugt und unterhalten haben und ohne dessen materielle Hinwegschaffung und Ausführung keine gründliche Cur möglich sein sollte?

Die Verfechter so grobsinnlich angenommener Krankheits-Stoffe mögen sich schämen, die geistige Natur unseres Lebens und die gei-stig dynamische Kraft Krankheit erregender Ursachen so unüberlegt übersehen ... zu haben.[110]

Schließlich muß die nächste Ursache geistartig sein, weil sie eine Verstimmung der organismischen Lebenskraft ist, der hippokratischen *physis,*[26] die zweckvoll wirkt, um den Körper in Gesundheit zu halten und zu heilen, wenn er krank ist.[111]

Die Heilreaktion der *physis* auf krankmachende Reize manifestiert sich auf vielerlei Art. „So verwahrt auch z.b. die stets zur Erhaltung strebende Lebenskraft unsers Organisms die empfindlichen Theile der innern Handfläche des Steinsetzers (Pflasterers), so auch der Feuerarbeiter, der Glasblaser gegen die ritzenden und verwundenden scharfen Ecken und Spitzen der Bruchsteine mit einem harten, hornartigen Überzuge, damit die Haut derselben, so wie ihre Nerven, Blutgefäße und Muskeln nicht verletzt oder vernichtet würden" [112][27]. Wenn der Magen mit Speisen überladen ist, reagiert er mit Erbrechen [113]. „Selbst wenn der mindeste Splitter in unsere empfindlichen Teile geräth, so ruht das in unserm Körper allgegenwärtige Lebensprincip nicht eher, bis er durch Schmerz, Fieber, Eiterung oder Brand wieder herausgeschafft worden ist" [114]. „Ein sogenannter kritischer Schweiß oder Durchfall von der stets thätigen Lebenskraft nach schneller Erkrankung von Ärgerniß, Schreck, Verheben oder Verkälten veranlaßt, wird weit erfolgreicher, wenigstens vor der Hand, die acuten Leiden beseitigen, als alle Schwitzmittel oder Abführungs-Arzneien aus der Apotheke."[115]

Diese Schutzkräfte nehmen manchmal beim Kranken die Form eines Instinktes an, zu tun was für die Gesundheit nützlich ist. Bei Tieren ist dieser Instinkt so stark ausgeprägt, daß sie wirkliche Kenntnisse vieler Arzneien haben [116][28]. Beim Menschen ist dieser Instinkt schwä-

---

[26] Paracelsus nennt sie *Die Natur,* van Helmont *Archeus,* Stahl *Anima.*

[27] Er kritisiert Brown, weil der diesen Faktor bei der Heilung ignoriert (Hahnemann 1829, I, 119).

[28] Vgl. Paracelsus: „Nun so die schlang sein hilf weiß und kennet das kraut, also ist in dir ein solcher verstant auch, das du das kennen solt durch den selbigen geist, der die schlangen lernet und underweiset... darumb verwundere dich im selbigen ort nicht, das die schlangen arznei kan" (Paracelsus, s. Bibliographie S. 192). Hahnemann berichtet von einem mit *Arnica montana* vergifteten Mann, der instinktiv das richtige Antidot trank, nämlich Essig (Hahnemann 1829, I, 207).

cher, er besitzt aber als Äquivalent den Drang, bei Krankheiten die richtige Diät und Lebensführung einzuhalten. In *Freund der Gesundheit* empfiehlt Hahnemann den Lesern zu essen, was ihnen der gesunde Instinkt befielt:

Welcher Verstümmler der Rechte des Menschen mag dir wohl gesagt haben, daß uns nicht gerade so viel Instinkt als wir brauchen von der allgütigen Mutternatur verliehen sei. Wer lehrt den Säugling, die Muttermilch dem Buttergebacknen vorziehn? Wer den in Verdruß und Gram Versunkenen, nach dem Weinglase greifen? Wer den Gallfieberkranken, das Fleisch verschmähen? den Ruhrkranken, nach der Weintraube lechzen? Wer sagt uns, wenn wir Hunger, wenn wir Durst haben?[117][29)]

Auch in akuten Krankheiten ist dieser Instinkt aktiv: „Das eigene Gefühl des Kranken ist ein weit sichrer Führer, als alle Schulweisheit" [118]. „In einer großen Entfernung wittert der mit einem akuten Fieber Befallene die Annäherung einer Fleischbrühe aus, wovon sein jetzt wacher, noch ungekannter Erhaltungs-Sinn den lebhaftesten Abscheu bezeiget. Er wird sich gewaltsam erbrechen, wenn man sie ihm zu nahe bringt. Wird ihm Zitronensäure zuträglich seyn – denn, siehe, beim *Namen* derselben verändern sich schon alle seinen Mienen zur Freude, zur Sehnsucht. Und doch, wie gleichgültig war ihm das eine wie das andre in gesunden Tage!"[119]

Aus diesem Grunde kritisiert er den geltungsbedürftigen Arzt, der seinem Patienten eine rigide Diät verschreibt und so dessen instinktive Fähigkeiten, zu essen, was er braucht, ignoriert.[30)]

„In manchen Fällen hilft sich mancher schwer danieder liegende Kranke zu einer Wunderheilung, indem er nicht nur die Arznei seines Arztes, sondern auch die schulgerechte, oft sehr zweckwidrige Diät heimlich bei Seite setzt und seiner Willkür, das ist dem so mäch-

---

[29)] Selbstverständlich ist die Vorstellung von der Wohltätigkeit der natürlichen Instinkte charakteristisch für Rousseaus *Emile* (vergl. Haehl 1922, I, 61 ff.).
[30)] Allerdings war Hahnemann selbst für seine strengen Diätvorschriften berüchtigt, wobei er einen Unterschied zwischen akuten und chronischen Krankheiten machte (Hahnemann 1921, § 262).

tigen Krankeninstinkte, ungebunden folgt und paradoxe Dinge genießt."[120]

Wenn diese dynamische Kraft mit einer Krankheitsursache konfrontiert ist, versucht sie sie im Körper durch *coctio, crisis* und *evacuatio* zu überwinden:

Sie erregt, um die primär leidenden Organe durch Crise zu befreien, eine vermehrte, oft stürmische Thätigkeit in den Absonderungs-Organen, um das Übel jener auf diese abzuleiten; es erfolgen Erbrechungen, Durchfälle, Harnfluß, Schweiße, Abszesse usw., um durch diese Aufreizung entfernter Theile eine Art Ableitung von den ursprünglich kranken Theilen zu erzielen, da dann die dynamisch angegriffene Nervenkraft im materiellen Producte sich gleichsam zu entladen scheint.[121]

Weil diese Kraft zweckhaft wirkt, um den gesunden Organismus zu schützen und den Kranken zu heilen, muß der Arzt ihr Vorgehen verstehen, wenn er das gleiche tun will. Das bedeutet aber nicht, daß er das Wesen des Leibes und seiner Elemente verstehen muß. Es bedeutet auch nicht (wie der rationalistische und methodistische Arzt meint), daß man die Funktionen des menschlichen Leibes auf Prozesse zurückführen muß, die in der Sprache einer anderen wissenschaftlichen Disziplin abgefaßt sind:

Beide, Heilkünstler und Pädagog, können also bei der Bearbeitung des menschlichen Körpers und Geistes unmöglich solche Vorkenntnisse zu ihrem Object verlangen, die sie gerade, wie an der Hand, zur Beendigung ihres Werks hinführten, wie etwa der Metallarbeiter, der Lohgärber und andre Werkmeister von der physischen und chemischen Kenntniß ihrer Materiale, geraden Weges, wie an der Hand, zur Arbeit angeführt und zu ihrer Vollendung angeleitet werden. Jene beiden bedürfen zu ihrem Berufe Kenntnisse ganz andrer Art, so wie auch ihr Object – lebendes Individuum – ganz andrer Art ist.[122][31)]

[31)] Hahnemann verwirft also Aristoteles' Parallele zwischen dem Heilgeschäft und dem Bauen eines Hauses (vergl. Coulter 1975, I, 148). Seine Gleichsetzung von Heilkunst und Erziehung verrät den Einfluß Rousseaus.

Der lebende Organismus existiert *sui generis* und läßt sich nur in seinen eigenen Begriffen verstehen, im Lichte seiner eigenen Gesetze:

Das Leben des Menschen, so wie sein zwiefacher Zustand (Gesundheit und Krankheit), läßt sich nach keinen, bei Erklärung anderer Gegenstände gebräuchlichen Grundsätzen erklären, läßt sich mit Nichts in der Welt vergleichen, als mit sich selbst; nicht mit einem Räderwerke, nicht mit einer hydraulischen Maschine, nicht mit chemischen Prozessen, nicht mit Gas-Zersetzung und Erzeugungen, nicht mit einer galvanischen Batterie, mit nichts Unlebendigem. Das Menschenleben geht *in keiner Rücksicht* nach rein physischen Gesetzen vor sich, die nur in unorganischen Substanzen walten.[123] Wenn auch die Bestandteile des menschlichen Körpers in der übrigen Natur anzutreffen sind, so wirken sie doch sämmtlich in dieser organischen Verbindung, bei Vollführen des Lebens und der übrigen Bestimmungen des Menschen, auf eine so abweichende *eigene* Weise (für die man bloß den Namen *Vitalität* hat), daß diese besondere *(vitale)* Art von Verhalten der Theile unter sich und gegen die Außenwelt durchaus nach keinem andern Maßstabe, als nach sich selbst erklärt und beurtheilt werden kann, als nach keiner der bekannten Lehren der Mechanik, Statik, Physik oder Chemie. Alle jene seit Jahrhunderten versuchten Erklärungen und Beurtheilungen sind, gegen die reine Erfahrung gehalten und von unparteiischer Prüfung gewürdigt, stets für gezwungen und grundlos befunden worden.[124]

Wie kann aber nun der Arzt darangehen, das Wirken dieses Organismus *sui generis* zu verstehen?

Während der jahrelangen Durststrecke, als er seinen Beruf aufgegeben hatte und eine zuverlässige Grundlage für die Theorie und Praxis suchte, wurde Hahnemann durch seinen religiösen Glauben gehalten. Später schrieb er an seinen Freund C.W. Hufeland (1762–1836) einen Brief „Über die höchst nöthige Wiedergeburt der Heilkunde":

Doch vielleicht ist die ganze Natur dieser Kunst, wie große Männer schon sagten, von der Art, daß *an sich* keine größere Gewißheit hineingebracht werden kann, daß sie keiner größern Gewißheit fähig ist.

„Schädlicher, gotteslästerlicher Gedanke", schlug ich mich vor die Stirn. – „Wie? die Allweisheit des unendlichen Geistes, der das Universum beseelt, sollte nicht Mittel hervorbringen können, die Leiden der Krankheiten zu stillen, die er doch entstehen ließ?... Er, der Allvater, sollte die Krankheitsmartern seiner liebsten Geschöpfe mit Kälte ansehen und dem doch sonst alles möglich machenden Genie der Menschen keinen Weg, *keinen leichten, sichern und zuverlässigen* Weg möglich gemacht haben, wie sie die Krankheiten aus dem rechten Gesichtspuncte anzusehen hätten, und wie sie die Arzneien befragen könnten, wozu jede nütze, wofür sie *wirklich* und *sicher* und *zuverlässig* hülfreich sey?

Ehe ich diese Gotteslästerung hätte Statt finden lassen, eher hätte ich alle Schulsysteme der Welt verschworen.

Nein! es ist ein Gott, ein guter Gott, die Güte und Weisheit selbst! Und ebenso gewiß muß es, durch ihn erschaffen, einen Weg geben, auf dem sich Krankheiten in richtigem Gesichtspuncte ansehen und mit Gewißheit heilen lassen, einen nicht in endlosen Abstractionen und phantastischen Grübeleien versteckten Weg!

Gut! dachte ich, wenn es dann einen sichern und zuverlässigen Heilweg geben *muß*, so wahr Gott das weiseste und gütigste Wesen ist, so laß mich ihn nicht weiter in den Dornenhecken ontologischer Erklärungen, in willkürlichen, obgleich stattlich zu einem prunkenden System ausführbaren Meinungen und Trugschlüssen, nicht in den Autoritäten hochgefeierter Wähne-Menschen, – nein, laß mich ihn da suchen, wo er am nächsten liegen könnte, und wo sie alle darüber hinaus gelaufen sind.[125]

In *Heilkunde der Erfahrung* (1805) schreibt er:

Während der weise und gütige Schöpfer jene namenlosen, von der Gesundheit abweichenden Zustände des menschlichen Körpers zuließ, die wir Krankheiten nennen, mußte er uns zugleich einen *deutlichen* Weg zeigen, so viel Kenntnis von den Krankheiten zu erlangen, als zur Anpassung der sie zu besiegen fähigen Heilmittel zureicht; einen nicht weniger deutlichen Weg mußte er uns zeigen, um an den Arzneien jene Eigenschaften aufzufinden, die sie zur Heilung der Krankheiten fähig machen, – wenn er seine Kinder nicht hülflos lassen, oder nicht mehr von ihnen verlangen wollte, als sie leisten können.

Diese, dem siechenden Menschengeschlecht so unentbehrliche Kunst kann also wohl nicht in den unergründlichen Tiefen düsterer Speculation versteckt, nicht in einem grenzenlosen Vacuum der Vermuthungen verstreuet seyn; sie muß uns nahe, *ganz nahe* liegen, innerhalb des Gesichtskreises unsers äußern und innern Wahrnehmungsvermögens.[126]

Die Quelle des menschlichen Wissens muß also das menschliche Wahrnehmungsvermögen sein, die Fähigkeit, die vor den Augen liegenden Phänomene zu beobachten:

Da man nun an einer Krankheit... sonst nichts wahrnehmen kann, als die Krankheits-Zeichen, so müssen... es auch einzig die Symptome sein, durch welche die Krankheit die, zu ihrer Hülfe geeignete Arznei fordert und auf dieselbe hinweisen kann – so muß die Gesammtheit dieser ihrer Symptome, *dieses nach außen reflectirende Bild des innern Wesens der Krankheit, d.i. des Leidens der Lebenskraft,* das Hauptsächlichste oder Einzige sein, wodurch die Krankheit zu erkennen geben kann, welches Heilmittel sie bedürfe, – das Einzige, was die Wahl des angemessensten Hülfsmittels bestimmen kann – so muß, mit einem Worte, die Gesammtheit der Symptome für den Heilkünstler das Hauptsächlichste, ja das Einzige sein, was er an jedem Krankheitsfalle zu erkennen und durch seine Kunst *hinwegzunehmen* hat, damit die Krankheit geheilt und in Gesundheit verwandelt werde.[127]

Die Fähigkeit zu beobachten machte die Größe von Hippokrates aus:

Dieser aufmerksame, schlichte Beobachter suchte die Natur in der Natur. Er sah und beschrieb die ihm vorkommenden Krankheiten genau, ohne Zusatz, ohne Malerei, ohne Raisonnement. In dieser reinen Beobachtungsgabe übertraf ihn keine Arzt irgend eines nachfolgenden Zeitalters.[128]

Und diese Beobachtung kann sich nur auf die Symptome des Patienten beziehen, denn „außer der Gesammtheit der Symptome... [ist] an Krankheiten auf keine Weise etwas auszufinden" [129]. „Es braucht der Arzt nächst der historischen Kenntniß vom Verhalten des menschlichen Organismus im gesunden Zustande, bloß historisch zu wissen, wie die individuelle Krankheit sich äußere (mehr kann er, weil es ihm unnütz war, ohnehin nie erforschen), um, wenn ihm dann das Heilmittel dafür bekannt wird, ihr abhelfen zu können" [130]. Was der Arzt aus den Symptomen nicht entnehmen kann, braucht er auch nicht für die Behandlung des Patienten: „Es ist eine der weisesten Einrichtungen des consequentesten Wesens, des allgütigen Schöpfers, daß dem Menschen unmöglich gemacht ward, was ihm unnütz war."[131]

Das bedeutet natürlich nicht, daß dem Arzt verboten ist, sich seines Verstandes zu bedienen. Die Tiere versah Gott mit ausreichenden Instinkten, daß sie mit den Herausforderungen fertig werden, „der Mensch nur allein entwindet sich mühsam seiner Mutter Schoße, weich, zart, nackt, ohne Wehre, hülfslos und entblößt von allem, was sein Daseyn nur erträglich machen könnte". Aber: „Siehe, der Urquell der Liebe enterbte im Menschen nur seine Thierheit, um ihn desto reicher mit dem Funken der Gottheit, einem Geiste auszustatten, welcher dem Menschen die Fülle aller Bedürfnisse ... aus sich selbst hervorbringe."[132]

Indem der Arzt also die Daten der Beobachtung in seinem Geist verarbeitet, gewinnt er *Erfahrung:* Es ist „die Krankheits-Erkenntniß... weder ein metaphysisches Problem..., noch in der Phantasie erträumt..., sondern reine Erfahrungstatsache der Sinne..., indem die Krankheit, als Erscheinung, bloß durch Beobachtung wahrgenommen werden kann" [133]. „Die Heilkunde ist eine Wissenschaft der Erfahrung; sie beschäftigt sich mit der Tilgung der Krankheiten durch Hülfsmittel" [134]. „Das einzige und untrügliche Orakel der Heilkunst, die reine Erfahrung..."[135] „Die Lehrerin der Wahrheit, Erfahrung..."[136]

Der einzige Weg, ärztliches Wissen zu erwerben, führt also über die ärztliche Praxis – über die Behandlung von Kranken. Hier verschmilzt der erkenntnistheoretische Aspekt von Hahnemanns Lehre mit ihrem moralischen – denn immer ist es die Pflicht des Arztes, Menschen von ihren Krankheiten zu heilen. Der erste Satz des *Organon* lautet:

Des Arztes höchster und *einziger* Beruf ist, kranke Menschen gesund zu machen, was man Heilen nennt.[137]

Und in der Einleitung heißt es:

Ohne die Verdienste zu verkennen, welche viele Ärzte um die Hülfswissenschaften der Medicin, um die Naturkenntnisse der Physik und der Chemie, um die Naturgeschichte in ihren verschiedenen Zweigen und der des Menschen im Besondern, um die Anthropologie, Physiologie und Anatomie usw. sich erwarben, habe ich es hier nur mit dem practischen Theile der Medicin, mit dem Heilen selbst zu thun.[138]

Wie alle anderen Empiriker vor ihm bestand Hahnemann also darauf, daß die therapeutische Theorie aus der therapeutischen Praxis hervorgeht. Die Praxis geht immer der Theorie voraus. Der Arzt lernt den Menschen kennen, indem er ihn heilt.

2.4 Die Entdeckung der Arzneimittelprüfung, das Simileprinzip, iatrogene Krankheiten

Indem er die rationalistische/methodistische Metaphysik der Krankheitsursache durch seine scharfe empirische Analyse zersetzt, beseitigt Hahnemann die damals gültige Lehrmeinung, aufgrund derer Arzneimittel verschrieben wurden:

Es ist unmöglich das innere Wesen der Krankheiten und was im Verborgenen durch sie im Körper verändert ist, zu errathen, und thöricht, auf solche hypothetische Vermuthungen und Annahmen deren Cur bauen zu wollen; es ist unmöglich, die Heilkräfte der Arzneien nach chemischen Hypothesen oder nach Geruch, Farbe oder Geschmack zu errathen, und thöricht, nach solchen hypothetischen Vermuthungen und Annahmen diese (beim Mißbrauch so schädlichen) Substanzen zur Cur einer Krankheit anwenden zu wollen. Und wäre ein solches Verfahren auch noch so gebräuchlich gewesen und noch so allgemein eingeführt, auch wohl seit Jahrtausenden das *einzig beliebte,* so bliebe es dennoch ein widersinniges und verderbliches Verfahren, nach leeren Vermuthungen sich das Krankhafte im Innern des Körpers zu erdichten und es mit eben so erdichteten Kräften der Arzneien zu bestreiten.[139]

Der antike Empirismus war bei dem Versuch, das passende Mittel für die Kranken zu finden, nur durch Trial-and-error vorgegangen, geleitet durch sehr genaue historische Protokolle. Paracelsus hatte das Simile-prinzip als therapeutische Richtlinie postuliert, dessen genauen Inhalt aber im Unklaren gelassen: Inwiefern die Arznei dem Kranken ähnlich sei, hatte er nicht erklärt, außer im Rahmen eines Systems kosmologischer Konkordanzen, dessen entscheidende Einzelheiten er nicht mit-teilte.

Hahnemann kämpfte mit diesem Schlüsselproblem des medizinischen Empirismus: Nach welchem Kriterium bestimmt man präzise das Heilmittel, das von dem einzelnen Kranken gebraucht wird?

Keineswegs hatte er prinzipielle Einwände gegen Trial-and-error. Er stellte fest, daß bis in die Gegenwart hinein die unzähligen, Jahrhunderte lang in der Hausmittel-Praxis durchgeführten Versuche buchstäblich das gesamte gültige therapeutische Wissen hervorgebracht hatten. „Wer weiß jedoch wie viel Jahrhunderte die Bewohner tiefer Thäler an ihren Kröpfen leiden mußten, ehe der Zufall, nach vergeblichem Durchprobiren vieler Tausende von Arzneien und Hausmitteln, den wunderlichen Einfall in den Kopf eines Menschen führte, daß der *gerö-stete Badeschwamm* das best helfende dafür sey; wenigstens gedenkt erst im dreizehnten Jahrhunderte Arnold von Villanova seiner *Kröpfe heilen-den Kraft.*" [140]

Das gleiche gilt für die Syphilis: Jahrelang nach ihrem Auftreten wurde sie mit Purgativen und anderen nutzlosen Verfahren behandelt, bis „den vielen tausend Hülfe suchenden Kranken, unter vielen Vor-schlägen der sie behandelnden Empiriker doch nach langem Ausprobi-ren einer unzähligen Menge Dinge gegen dieses schreckliche Übel noch endlich das *Quecksilber* in die Hände fiel und sich als Specificum gegen diese Krankheit, trotz alles heftigen theoretischen Widerspruchs der arabistisch schulgerechten Ärzte, bewährte" [141]. Auf die gleiche Weise entdeckten die Peruaner „unter den vielleicht unzähligen dagegen aus-probirten Arzneisubstanzen die *Rinde des Chinabaums*" als Spezifikum für Wechselfieber [142]. „Und lange mußte man die Übel von Stoß, Fall, Quetschung und Verheben (Verbrechen, Verstauchen) ertragen, ehe der Zufall die *Wohlverleih* und ihre specifische Heilkraft darin, dem in harter Arbeit beschädigten gemeinen Volke bekannt machte."[143]

Diese wenigen specifischen Mittel gegen diese wenigen Krankheiten sind auch das einzige, was die bändereiche, gewöhnliche *Materia medica* an Wahrheit aufzuweisen hat, größtentheils, *ja fast einzig in der Hausmittelpraxis erfunden.*[144]

Allerdings kritisierte Hahnemann diese Entdeckungsmethode aus verschiedenen Gründen.
Vor allem ist sie zeitraubend, schmerzhaft, unergiebig und mühsam. Zum zweiten ist sie nur bei solchen Krankheiten wirksam, die genau umschrieben und relativ konstant sind. Es sind speziell diejenigen, welche er „miasmatisch" nennt, d.h. „von *einem, durch alle Generationen sich gleichbleibenden Miasm* erzeugt", und für die das Hauptbeispiel die Syphilis ist:[145][32]

Durch ein millionfaches Probiren aller erdenklichen einfachen Substanzen in der Hausmittelpraxis gegen eine *fest bestimmte, sich gleichbleibende Krankheit* könnte allerdings, obgleich nur *casu fortuito,* ein wahres, gewiß helfendes, specifisches Heilmittel von der großen Zahl der, an *derselben Krankheit* leidenden Menschen und ihren Freunden ausgefunden werden.[146]

Andere konstante Zustände sind solche, die immer durch dieselbe Entstehungsursache hervorgebracht werden, wie Wechselfieber, Kropf und Quetschungen.
Außer in diesen Fällen bringt die Trial-and-error-Methode aber mehr Schaden als Nutzen: „Eben diese Glücksfälle von ungefähren Heilungen haben, wenn sie Ärzten begegneten, die *Materia medica* gerade am meisten mit falschen, verführerischen Angaben von Heilwirkungen einzelner Arzneien *ab usu in morbis* angefüllt" [147]. Die Ärzte stolpern zufällig über eine Heilung, geben dem geheilten Zustand einen lateinischen oder griechischen Namen und preisen das Arzneimittel als Spezifikum dafür. Weil die Beschreibung des Zustandes immer mangelhaft ist, werden ziemlich unterschiedliche Fälle unter der betreffenden Bezeichnung zusammengefaßt, und:

Wer dann in der Folge Lust und Belieben hat, einen ihm vorkommenden Krankheitsfall für dieselbe pathologische Krankheits-Art anzusehen (die Schule lehrt ihn so! wer hindert ihn also daran?), der macht sogleich von diesem herrlichen Recepte, von diesem köstli-

---

[32] Über „miasmatische Krankheiten" s.u. S. 105–112.

chen Specificum Gebrauch, auf das Wort des ersten Versicherers hin, oder nach der *Materia medica*. Er hat aber unter demselben pathologischen Trugnamen in der That einen, im Umfange seiner Symptome gewiß sehr verschiednen Krankheitsfall vor sich, und da erfolgt dann, was erfolgen muß, es hilft nicht; es schadet, wie natürlich.[148]

Der Hauptgrund aber dafür, Trial-and-error zu verwerfen, ist, daß die Würde des Menschen mißachtet wird, der Geist, mit dem Gott ihn begnadet hat. „Auf diese Energie des menschlichen Geistes, Hülfsmittel zu erfinden, hatte der Vater der Menschen vorzüglich gerechnet bei Abwendung der Übel und Störungen, die den zarten Organism des Menschen befallen würden" [149]. „Nicht was die rohe Natur darbietet, sollte die Gränze der Abhülfe unsrer Bedürfnisse bleiben; nein, unser Geist soll sie unbestimmbar weit zu unserm vollen Wohlbehagen erweitern können" [150]. Darüber hinaus wechseln die Krankheitsformen ständig, und der mühsame Prozeß des Trial-and-error müßte dauernd neu begonnen werden:

Traurig ist der Gedanke, auf die Diskretion des Ungefährs, die immer eine Menge befährdete Menschenleben voraussetzt, die edelste, unentbehrlichste Kunst gebaut zu sehn. Reicht der Zufall solcher Entdeckungen zur Vervollkommnung der Arzneikunde, zur Ergänzung der Lücken hin? Von Jahr zu Jahr lernen wir neue Krankheiten, neue Wendungen und Verwickelungen von Krankheiten, neue Krankheitsbilder kennen... Traurig sehen wir vor uns hin in die kommenden Jahrhunderte, wo ein eigenthümliches Heilmittel für diese besondre Krankheitswendung, für diesen besondern Umstand vom Zufall *vielleicht* entdeckt werden wird, wie für das reine Wechselfieber die Rinde, oder für die Lustseuche das Quecksilber.
Eine so prekäre Bildung der wichtigsten Wissenschaft, – wie etwa der Zusammenfug der Epikureischen Atome zur Weltentstehung – konnte des weisesten und gütigsten Menschenerhalters Wille nicht seyn. Es wäre sehr demüthigend für das erhabene Menschengeschlecht, wenn seine Erhaltung blos vom Zufalle abhangen sollte. Nein! es ist erquickend, zu denken, daß es für jede besondere Krankheit, für jede eigenthümliche Krankheitsverfassung eigenthümliche, direkt hülfreiche Mittel gebe, auch Wege, sie *geflissentlich* ausfindig zu machen.[151]

Hahnemann hat eine *Methode* vor Augen, durch die man die Heilkräfte der Arzneisubstanzen entdecken kann, eine Methode, welche die bisherige Lücke in der empirischen therapeutischen Methode schließt. Sie muß sich deutlich von den Versuchen *ab usu in morbis* unterscheiden:

Wenn ich die *geflissentliche Ausfindung der uns noch fehlenden Arzneikräfte* nenne, so meine ich nicht jene empirischen, gewöhnlich in Spitälern angestellten Proben, wo man bei dem oder jenem schwierigen, oft gar nicht genau beobachteten Falle, in welchem das Bekannte nicht helfen will, zu irgend einer, entweder überhaupt oder doch bei diesem Umstande unversuchten Drogue greift, vom Geradewohl und blinden Einfällen, oder doch von so sehr dunklen Ahndungen geleitet, von denen man weder sich noch Andern Rechenschaft zu geben im Stande ist. Solche empirische Wagestücke sind, mit dem gelindesten Namen belegt, thörichtes Würfelspiel, wo nicht gar etwas noch schlimmeres.[152]

Er verwarf auch *A-priori*-Methoden, die sich auf Chemie, Botanik, Signaturen, Astrologie oder Physik stützen. Die Aufgabe war, einen neuen Ansatz zu entwickeln.

Dieser neue Ansatz, die Technik der Arzneimittel-Prüfung, zum ersten Mal 1796 veröffentlicht in seiner Schrift *Versuch über ein neues Princip zur Aufindung der Heilkräfte in Arzneisubstanzen, nebst einigen Blicken auf die bisherige,* war durch die Arbeiten des zutiefst originellen und wegweisenden schottischen Arztes John Hunter (1728–1793) inspiriert.

1789, mit 35 Jahren, veröffentlichte Hahnemann eine lange Abhandlung über Syphilis und Gonorrhö, die mehrere Schlüsselgedanken für das spätere Konzept der Arzneimittelprüfungen enthielt. Dieser *Unterricht für Wundärzte über die venerischen Krankheiten, nebst einem neuen Quecksilberpräparate* [153] enthält mehr als zwanzig Verweise auf Hunters *Treatise on the Veneral Disease* (1796),[154] und die Parallelen zwischen beiden Arbeiten sind auffallend. Hunter gebührt deshalb ein Teil des Verdienstes für Hahnemanns Entdeckung der Arzneimittelprüfung.

John Hunter war das zehnte Kind einer schottischen Familie aus der Mittelschicht [155]. Als Knabe zog er Sport den Büchern vor, und man ließ ihn seine Ausbildung vernachlässigen. Er lernte Kunsttischlerei und brachte es sehr weit darin. 1748 ging er nach London, um seinem älteren Bruder William Hunter (1718–1783) zu helfen, der damals ein berühmter Chirurg, Geburtshelfer und Anatom war. Dank seiner manuellen Fähigkeiten wurde er bald ein ausgezeichneter Sezierer. „Er stand sich sehr gut mit dem Leichendieb, der damals für den Anatomen wichtig war, er liebte lebhafte Gesellschaft und das Theater und wurde unter Freunden 'Jack Hunter' genannt." 1755 wurde „Jack Hunter" nach St. Mary's Hall, Oxford, geschickt, blieb dort aber nur einen Monat.[33]

Er kehrte nach London zurück und assistierte seinem Bruder beim Unterrichten. Von 1760–1763 war er Stabsarzt bei verschiedenen militärischen Expeditionen. 1773 begann er, eigene Vorlesungen zu halten, und entwarf als erster „Grundlagen der Chirurgie", wodurch er diese als unabhängige Disziplin etablierte. 1790 wurde er Generalinspekteur der Hospitäler und Generalstabsarzt.

Hunters großes Glück war, daß er keinerlei formale medizinische Ausbildung erhalten, sondern durch Beobachtung und Praxis gelernt hatte. „Er las vergleichsweise wenig und konnte das verfügbare Wissen über irgendein Thema nie adäquat erläutern. Das meiste von dem, was er wußte, hatte er sich selbst angeeignet, und er legte vielleicht unangemessen großen Wert auf die eigene, persönliche Untersuchung. Wenige Menschen haben jemals so viel mit so wenig Buchwissen erreicht... Er spürte, daß er an Wissen zwar tatsächlich ein Pygmäe, im Vergleich mit seinen Zeitgenossen aber ein Riese war."

In der Physiologie war er Vitalist und glaubte (mit Harvey), daß das Blut lebt, und daß diese Lebenskraft vor den organischen Strukturen und Körperteilen existiert, welche erst von jener hervorgebracht werden. Auf vielen Gebieten hatte er fortschrittliche Ideen, so behauptete er, der Embryo durchlaufe im Uterus eine Reihe von Stadien, deren jedes der ausgewachsenen Form eines niederen Lebewesens ähnle, und nahm so Darwins Theorie mehrere Jahrzehnte vorweg. Über die Natur

---

[33]) Jahre später erzählte Hunter Sir John Carlisle: „Sie wollten ein altes Weib aus mir machen, ich sollte mich an der Universität mit Latein und Griechisch vollstopfen, aber ich," fügte er hinzu und drückte seinen Daumennagel bedeutungsvoll auf den Tisch, „ich machte diesen Plan zunichte, wie so manches Ungeziefer, das mir vor die Augen kam."

der geologischen Veränderungen trug er äußerst präzise und moderne Ansichten vor.[34]

Die venerischen Krankheiten waren eines seiner medizinischen Hauptthemen, und er impfte sich sogar mit syphilitischem Eiter, um die Entwicklung der Krankheit am eigenen Leibe zu untersuchen. Der Syphilitiker, von dem die Probe stammte, hatte aber gleichzeitig Gonorrhö, was Hunter zu dem Schluß verleitete, beide Krankheiten entstünden aus derselben Ursache [156][35]. Seine *Treatise on the Veneral Disease,* die das Ergebnis seiner Überlegungen und Experimente darlegt, enthielt theoretische Ansichten, die „mir persönlich angehören".[157]

Hunter kam zu der Auffassung, daß weder der ganze Organismus, noch einer seiner Teile auf zweierlei Weise gleichzeitig erkrankt sein kann: „Es ist für mich außer Zweifel, daß zwei verschiedene Thätigkeiten nicht gleichzeitig in demselben Körper oder demselben Theile stattfinden können. Zwei verschiedene Fieber können nicht in dem nämlichen Augenblicke in einem und demselben Körper existieren, noch zwei örtliche Krankheiten in einem und demselben Theile" [158]. Zwar akzeptierte er die Existenz der lokalen venerischen Krankheit, doch verursache die „Reizung" durch das „venerische Gift" eine „Entzündung", und der gesamte Organismus erkranke allmählich „in Folge der Aufsaugung des venerischen Eiters" aus dem primären Geschwür oder auch durch „Sympathie" des Gesamtorganismus mit jedem seiner Teile.[159]

Die venerische Krankheit ist eine spezifische Krankheit.[36] Das syphilitische Gift bringt „eine Entzündung in den ergriffenen Theilen zu Wege; außer dieser Entzündung entwickelt sich aber auch in ihnen eine eigenthümliche Thätigkeit, verschieden von allen anderen Thätigkeiten, die sich unter dem Einflusse des Entzündungsprozesses entwickeln, und eben diese spezifische Thätigkeit ist es, welche die spezifischen Eigenschaften des abgesonderten Stoffes erzeugt".[160]

---

[34] Seine Aufsätze zur Geologie wurden erst posthum veröffentlicht. Ein Freund hatte Einwände dagegen erhoben, daß in ihnen die Erde älter als 6000 Jahre gemacht wird.

[35] Wenn die venerische Krankheit die Schleimhäute befiel, entstand Tripper; wenn sie die Haut befiel, Schanker (Hunter 1848–1850, I, 28).

[36] Diese Schlußfolgerung, die offensichtlich stark von Sydenham beeinflußt ist, war eine der Wurzeln der Lehre von den „spezifischen Krankheiten", die 25 Jahre später in der „Pariser Schule" aufkam (Coulter 1977, 502 ff.).

Wichtig ist die Disposition des einzelnen, weil nicht jeder gleich anfällig ist [161]. „Die Wirkung des syphilitischen Giftes rührt von der eigenthümlichen oder spezifischen Reizung her, welche es veranlaßt, und von der Empfänglichkeit der Lebenskraft für seine Einwirkungen."[162][37)] Auch Hunters Vorstellungen über die Wirkweise der Arzneien waren eigenständig. Quecksilberhaltige Arzneien (die Heilmittel für Syphilis) erzeugen eine künstliche Reizung im System, die die „Reizung" durch das venerische Gift überwältigt und auslöscht. Mercur induziert ein „Mercurialfieber" im Organismus, eine neue Krankheit – und weil zwei Fieber oder „Thätigkeiten" im Körper nicht koexistieren können, vernichtet das Mercurialfieber das venerische.[163]

Wichtig ist Hunters Behauptung, daß Quecksilber auf den Organismus und nicht auf die „Krankheit" oder ihr „Gift" wirkt [164]. Insbesondere streitet er ab, daß Quecksilber durch chemische Neutralisation des venerischen „Giftes" wirkt [165]. Ebenso wirke es nicht, wie Cullen behauptet hatte,[38)] durch die von ihm hervorgerufene Ausleitung, sondern ausschließlich durch den „Reiz", den es auf den Organismus ausübt.[166]

Hunters Auffassungen beeinflußten Hahnemann tief, in verschiedener Hinsicht ging er aber schon in seinem Frühwerk über Hunter hinaus. Er übernimmt Hunters Gleichsetzung von Syphilis und Gonorrhö, wie auch dessen Vorstellung, die venerische Krankheit sei zunächst nur lokal, und die systemische Absorption von Eiter aus dieser lokalen Infektion bewirke die konstitutionelle Form [167][39)]. „Die Natur der Lustseuche besteht in einem eignen durch den ganzen Körper verbreiteten Reize" oder „etwa blos im Lymphsysteme?"[168]

[37)] Die Begriffe „Diathesis" und „Anlage" wurden ausgiebig von Brown verwendet, er reduzierte sie aber völlig auf unterschiedliche Grade von „Erregbarkeit". „Anlage" meint einen milden Zustand der Krankheit: „Sie hängt von denselben erregenden, auf dieselbe Erregbarkeit wirkenden Thätigkeiten, durch welche Wohlseyn wie Übelseyn hervorgebracht wird, ab" und ist „ein Zustand der Erregung..., welcher zwischen diesen beiden in der Mitte steht" (Brown 1806, I, 62). Vergl. auch Coulter 1977, 466–468.

[38)] Vergl. Coulter 1977, 297.

[39)] Er stimmte Hunter darin zu, daß die Syphilis vielleicht in einem von 10101 Fällen gleich als Erkrankung des Gesamtorganismus auftrete, ohne vorher eine lokale Läsion produziert zu haben (Hahnemann 1789). Später korrigierte er sich und meinte, auch bei Syphilis erkranke, wie bei allen anderen Krankheiten, zuerst der Gesamtorganismus, und die lokale Krankheit träte nur als Ergebnis der inneren Ausbreitung hinzu (Hahnemann 1829, II, 161–164; s.u. S. 130).

Sie wird durch innerlich gegebene quecksilberhaltige Arzneien geheilt (Hahnemann propagierte eine neue Form löslichen Quecksilbers für diese Krankheit). Eine örtliche Anwendung des Quecksilbers am Bubo oder Schanker ist nicht erforderlich.[169]

Das Quecksilber wirkt nicht durch Speichelfluß, Diarrhö, vermehrten Harnabgang, Schweiß oder irgendeine andere Absonderung,[170] und auch nicht durch seine reizenden, desinfizierenden, ätzenden und trocknenden Eigenschaften auf den Organismus [171]. Hahnemann konnte jedoch nicht entscheiden, „ob die Tilgung des venerischen Giftes durch Quecksilber auf einer chemischen Zersetzung oder... *Neutralisierung* beruhe, ... oder, ... auf dem spezifischen Reize, den es in unserm Körper erregt... jener spezifischen Veränderung des Körpers, die man, wie ich glaube, nicht uneigentlich *Merkurialfieber* nennen kann" [172]. In jedem Fall aber erfolgt die Heilung durch die „spezifischen Kräfte" des Quecksilbers.[173]

Oft reicht ein Gran für eine Heilung aus, doch mußte Hahnemann gelegentlich die Dosis bis auf 60 Gran erhöhen [174][40]. Die Behandlung sollte unterbrochen werden, wenn das „Merkurialfieber" einsetzt.[175]

In dieser frühen Schrift ist Hahnemann also schon zu dem Gedanken vorgestoßen, daß eine Heilung durch die Unvereinbarkeit von zwei „Fiebern" oder „Reizen" erfolgt. Er hat aber noch nicht das Gefühl, daß die Unvereinbarkeit bei zwei „ähnlichen" Reizen größer ist, sondern er merkt ausdrücklich an, daß ein Mittel „durch allmäligen oder jählingen *antipathischen* Fiberreiz spezifischer Art" heilt.[176][41]

Wahrscheinlich wenige Monate nach Veröffentlichung dieser Arbeit experimentierte Hahnemann an sich selbst, um mehr über das fiebererregende Potential der als Arzneien gebrauchten Substanzen zu entdekken. Er wählte Chinarinde, das Spezifikum gegen Wechselfieber (Malaria), und berichtete darüber im folgenden Jahr in seiner Übersetzung von Cullens *Treatise of the Materia Medica.* Wo der Schotte schreibt, Chinarinde sei eine Substanz, „in welcher die bittern und zusammenzie-

---

[40]) Hahnemann unterschätzt eindeutig die Schwierigkeit, die Syphilis zu heilen.

[41]) Einen Hinweis auf seine künftigen Lehren kann man aber darin erblicken, daß er vor einer Überdosierung des Quecksilbers warnt, weil man die Symptome des Quecksilbers und die der Syphilis, welche sich sehr ähneln, verwechselt (Hahnemann 1789, 263). Hunter beschreibt das Gleiche: Die Wirkungen des Quecksilbers werden oft mit den Symptomen des venerischen Eiters verwechselt, was zur Gabe größerer Mengen Quecksilber als nötig führt (Hunter 1848–1850, I, 473).

henden Eigenschaften miteinander verbunden sind", und wirke „mittelst ihrer auf den Magen ausgeübten stärkenden Kraft" [176.1], fügt Hahnemann die folgende Fußnote an:

Man kann durch Vereinigung der stärksten bittern und der stärksten adstringirenden Substanzen eine Zusammensetzung bekommen, welche in kleinerer Gabe weit mehr von beiden Eigenschaften besitzt, als die Rinde hat, und doch wird in Ewigkeit kein Fieberspecificum aus einer solchen Zusammensetzung. Dies hätte der Verfasser beantworten sollen. Dies uns zur Erklärung ihrer Wirkung noch fehlende Principium der Rinde wird wohl so leicht nicht ausfindig gemacht werden. Man bedenke jedoch folgendes: Substanzen, welche eine Art von Fieber erregen (sehr starker Kaffee, Pfeffer, Wohlferlei, Ignazbohne, Arsenik), löschen die Typen des Wechselfiebers aus. – Ich nahm des Versuchs halber etliche Tage zweimahl täglich jedesmahl 4 Quentchen gute China ein; die Füße, die Fingerspitzen usw. wurden mir erst kalt, ich ward matt und schläfrig, dann fing mir das Herz an zu klopfen, mein Puls ward hart und geschwind; eine unleidliche Ängstlichkeit, ein Zittern (aber ohne Schauder), eine Abgeschlagenheit durch alle Glieder; dann klopfen im Kopfe, Röthe der Wangen, Durst, kurz alle mir sonst beim Wechselfieber gewöhnlichen Symptome erschienen nach einander, doch ohne eigentlichen Fieberschauder. Mit kurzem: auch die mir bei Wechselfiebern gewöhnlichen besonders charakteristischen Symptomen, die Stumpfheit der Sinne, die Art von Steifigkeit in allen Gelenken, besonders aber die taube widrige Empfindung, welche in dem Periostium über allen Knochen des ganzen Körpers ihren Sitz zu haben scheint – alle erschienen. Dieser Paroxysm dauerte zwei bis drei Stunden jedesmahl, und erneuerte sich, wenn ich diese Gabe wiederholte, sonst nicht. Ich hörte auf, und ich war gesund.[177]

Dies ist die Beschreibung der Symptome einer Chininvergiftung, die (in ihrer chronischen Form) als „Cinchonismus" bezeichnet wurde, nachdem sie fünfzig Jahre später von den Ärzten allgemein anerkannt worden war.[42] Vor allem anderen war an diesen Beobachtungen Hah-

---

[42]) Vergl. Coulter 1982, 246–249. Im Jahre 1899 schrieb der Berliner Pharmakologe Louis Lewin: „Dieses vielbesprochene und umstrittene Chininfieber, kommt... ziem-

nemanns bedeutsam, daß Chinin bei ihm „alle mir sonst beim Wechselfieber gewöhnlichen Symptome" hervorrief. Er hatte nämlich in Siebenbürgen und später noch einmal in Erlangen eine Malaria durchge-
macht und erkannte offensichtlich die eigentümlichen Symptome dieser Erkrankungen wieder. Dieses Experiment gab ihm die Gewißheit,
daß ein „Fieber" das andere durch die „Ähnlichkeit" zwischen ihnen
heilt, und er präsentierte diese Einsichten 1796 in seinem *Versuch über
ein neuen Princip zur Auffindung der Heilkräfte der Arzneisubstanzen, nebst
einigen Blicken auf die bisherigen:*

Jedes wirksame Arzneimittel erregt im menschlichen Körper eine
Art von eigner Krankheit, eine desto eigenthümlichere, ausgezeich-
netere und heftigere Krankheit, je wirksamer die Arznei ist.

Man ahme der Natur nach, welche zuweilen eine chronische Krankheit durch eine andre hinzukommende heilt, und wende in der zu
heilenden *(vorzüglich chronischen)* Krankheit dasjenige Arzneimittel
an, welches eine andre, möglichst ähnliche, künstliche Krankheit
zu erregen im Stande ist, und jene wird geheilt werden; *Similia
similibus.*[178]

Dieses Prinzip, das er „Similegesetz" nannte, wurde von da an zur
Grundlage der homöopathischen Praxis. Jede arzneiliche Substanz
wirkt durch das „künstliche Fieber", das sie hervorruft, wenn sie einem
gesunden Menschen gegeben wird; dieses „künstliche Fieber" heilt,
wenn die Substanz einem Kranken verabreicht wird, dessen Symptome
denen des „künstlichen Fiebers" ähnlich sind; folglich findet man einen
zuverlässigen Führer für die Anwendung aller Arzneien in den Symptomen, die sie am Gesunden hervorrufen.[43]

---

lich häufig allein oder in Verbindung mit anderen Nebenwirkungen des Chinins...
vor. Es kann keinem Zweifel unterliegen, daß... nur eine besondere Individualität die
Veranlassung geben kann. Bei einer derartigen besonderen Veranlagung rufen schon
sehr kleine Mengen, z.B. 0,06 g diesen Zustand jedesmal hervor... Die entsprechende
vielfach angezweifelte Selbstbeobachtung von *Hahnemann,* der nach Einnahme
einer größeren Menge Chinarinde von einem kalten Fieber, ähnlich dem Sumpf-
wechselfieber befallen wurde, ist deshalb als eine zulässige anzusehen" (Lewin 1899,
421–422).

[43] Hahnemann prägte den Ausdruck Arzneikrankheit für dieses „künstliche Fieber" in
dem Aufsatz „Geist der neuen Heillehre" (1813), wiederabgedruckt unter dem Titel
„Der Geist der neuen Heillehre" in *Reine Arzneimittellehre. Zweiter Theil* (1816). Später taucht der Begriff in der zweiten Ausgabe des *Organon* (1819) auf.

Hahnemann nannte das „Simileprinzip" ein „ewige[s] unwiderrufliche[s] Gesetz", gegründet „auf Beobachtung der Natur und auf eigene Erfahrung" [179]. Dieser Weg zur Auffindung der arzneilichen Heilkräfte erfüllte die Voraussetzungen der empirischen Tradition:

Diese im innern Wesen der Arzneien verborgene, geistartige Kraft, Menschenbefinden umzuändern und daher Krankheiten zu heilen, ist an sich auf keine Weise mit bloßer Verstandes-Anstrengung erkennbar; bloß durch ihre Äußerungen beim Einwirken auf das Befinden der Menschen, läßt sie sich in der Erfahrung, und zwar deutlich wahrnehmen.[180]

Weil nahezu keinerlei Wissen über die Wirkungen der Arzneimittel auf den Gesunden verfügbar war,[44] setzte Hahnemann ein umfangreiches Prüfungsvorhaben ins Werk:

Es ist also kein Weg weiter möglich, auf welchem man die eigenthümlichen Wirkungen der Arzneien auf das Befinden des Menschen untrüglich erfahren könnte – es giebt keine einzige sichere, keine natürlichere Veranstaltung zu dieser Absicht, als daß man die einzelnen Arzneien versuchsweise *gesunden* Menschen in mäßiger Menge eingibt, um zu erfahren, welche Veränderungen, Symptome und Zeichen ihrer Einwirkung jede besonders im Befinden [des] Leibes und der Seele hervorbringe.[181]

Nur „der große unsterbliche *Albrecht von Haller"* habe vor ihm (im Vorwort zur *Pharmacopoea Helvetia)* diese Methode vorgeschlagen. „Aber *Niemand, kein einziger Arzt* achtete oder befolgte diese seine unschätzbaren Winke."[182]

Die Ergebnisse von Hahnemanns ersten Prüfungen, die er an sich selbst und an seiner Familie durchführte, präsentierte er in *Fragmenta de Viribus Medicamentorum Positivis* (1805), worin Symptome von 27 Arzneien und zusätzliche Belege über Vergiftungen und zufällige klinische Beobachtungen aus der Literatur enthalten waren. Die *Reine Arzneimit-*

---

[44] Einiges wußte man über die Wirkungen der Arzneien, wenn sie Kranken gegeben wurden, „die Gegenwirkung des kranken Körpers aber auf ein noch nicht, oder noch nicht gehörig geprüftes Mittel giebt so intrikate Erscheinungen, daß ihre Beurtheilung für den scharfsinnigsten Arzt zu schwer ist" (Hahnemann 1829, I, 151).

tellehre (1811–1821), eine stark vermehrte Fassung der *Fragmenta,* enthielt die Symptomatologie von 62 Arzneien. Insgesamt hatte Hahnemann am Ende seines Lebens die Prüfung von 99 Arzneien selbst vorgenommen oder überwacht, und am Ende des Jahrhunderts waren mehr als 600 hinzugekommen.[183]

Diese sorgfältige Untersuchung der Wirkungen arzneilicher Substanzen auf den Gesunden führte zu einer größeren Entdeckung, der biphasischen Wirkung von Arzneien. In seinem *Versuch über ein neues Princip* von 1796 schrieb Hahnemann:

Die meisten Arzneien haben mehr als einerlei Wirkung; eine *direkte* anfängliche, welche allmählig in die zweite (ich nenne sie *indirekte* Nachwirkung) übergeht. Letztere ist gewöhnlich ein der erstern gerade entgegengesetzter Zustand ... [man kann] fast als Axiom annehmen ..., daß die Symptome der Nachwirkung denen der direkten Wirkung gerade entgegengesetzt sind.[184][45]

Diese Beobachtung war lediglich eine Verallgemeinerung des empirischen Postulates, daß der Organismus stets auf äußere krankmachende (und auch andere Einflüsse) reagiert:

Nach einer bewundernswürdigen Einrichtung der Schöpfung verhalten sich die organisirten lebenden Wesen nicht nach den Gesetzen der unorganisirten (todten) physischen Natur, sie nehmen die Einwirkung der Außendinge nicht, wie diese, leidend auf, geben nicht, wie diese, den äußern Eindrücken folgsam nach, sondern streben, das Gegentheil von dieser Einwirkung entgegen zu setzen. Der lebende menschliche Körper läßt sich zwar anfänglich von der Einwirkung physischer Potenzen verändern; aber diese Veränderung ist bei ihm nicht, wie bei unorganischen Wesen, bleibend und dauernd... vielmehr strebt der menschliche Organism, das gerade Gegentheil von der ihm von außen her zuerst beigebrachten Affection durch Antagonismus zu erzeugen.[185]

---

[45]) Gestützt auf diese Entdeckung und jene der „kleinen Gaben" (s.u. S. 401) formulierte die Allopathie später im 19. Jahrhundert das Arndt-Schulz-Gesetz: Schwache Reize fördern, mäßige verstärken, starke hemmen und stärkste Reize lähmen die Lebenstätigkeit.

Daß *Krankheits*symptome teils den Einfluß der Krankheitsursache und teils die Reaktion des Organismus spiegeln, ist ein Thema, welches immer wieder in der medizinischen Literatur auftaucht, es war aber nie methodisch abgehandelt und auf die Wirkung der Arzneimittel ausgedehnt worden.[186]

Die Entdeckung der biphasischen Wirkung der Arzneimittel führte unmittelbar zu der Frage: Bezieht sich die für die Heilung notwendige „Ähnlichkeit" mit den Symptomen des Patienten auf die primären oder die sekundären Arzneisymptome? Für Hahnemann ließ sich diese Frage nicht *a priori* beantworten, vielmehr lehrte ihn erst die Erfahrung, daß die Ähnlichkeit zwischen den Patientensymptomen und den *primären* Wirkungen der Arzneien bestehen muß; die sekundären Arzneisymptome (d.h. die Symptome, mit denen der Patient reagiert) beseitigen dann die Krankheit [187]. Das hieraus entstehende System nannte er „Homöopathie", nach dem griechischen Begriff *homoios* („ähnlich") und *pathos* („Empfinden", „Leiden"), um auszudrücken, daß die Heilung auf die Ähnlichkeit zwischen den Symptomen des Patienten und den primären Symptomen des Arzneimittels zurückgeht:

> Wendet man nun bei Behandlung einer Krankheit diejenige Arznei an, deren erstere, positive Wirkungssymptome die größte Ähnlichkeit mit den Krankheitszufällen haben, so ist dies eine *positive* oder *kurative* Heilart, das ist, es erfolgt... schnelle, dauerhafte Besserung.[188]

Der Beweis für die Korrektheit der Verschreibung ist eine leichte Verschlimmerung der Symptome, die der Patient unmittelbar nach Einnahme der ähnlichen Arznei verspürt, bewirkt durch die Verstärkung der Krankheitssymptome durch die Primärwirkung der Arznei.[189]

Die andere Möglichkeit einer Ähnlichkeitsbeziehung bestand zwischen den *sekundären* Symptomen der Arznei und denen des Patienten, d.h. Gegensätzlichkeit zwischen den primären Arznei- und den Krankheitssymptomen. Hahnemann nannte eine derartige Behandlung „enantiopathisch" (nach dem griechischen *enantios* – „gegensätzlich" – und *pathos)* oder auch „antipathisch" oder „palliativ", und er war überzeugt, daß die Krankheit hierdurch nur schlimmer würde:

> Es überzeugt uns aber jede reine Erfahrung und jeder genaue Versuch, daß von *entgegengesetzten* Symptomen der Arznei (in der *anti-*

pathischen, enantiopathischen oder palliativen Methode) anhaltende Krankheitssymptome so wenig aufgehoben und vernichtet werden, daß sie vielmehr, nach kurzdauernder, scheinbarer Linderung, dann nur in desto verstärkterem Grade wieder hervorbrechen und sich offenbar verschlimmern.[190]

Hahnemann beklagte, daß nahezu die gesamte gängige Praxis auf enantiopathischen oder allopathischen[46] Verschreibungen basierte, wobei die Arzneien nur palliative Wirkungen entfalten konnten und schließlich zu einer Verschlimmerung der Krankheit führten:

Wenn man (nach dem gewöhnlichen Verfahren der Schule *contraria contrariis curentur)* der erstern (primären) Arzneiwirkung ganz *entgegengesetzte* Krankheits-Symptomen (z.B. habituelle Schlaflosigkeit oder langwierigen Durchfall mit Mohnsaft, alte Schwäche mit Wein, oder chronische Hartleibigkeit mit Laxantien) bestreitet, nur eine *palliative* Hülfe, nur eine Erleichterung auf einige Stunden erfolge, weil nach diesen Stunden die Zeit des zweiten Stadiums der Arzneiwirkung eintritt, die das Gegentheil der ersten Wirkung und das Ähnliche des zu bestreitenden Krankheits-Zustandes – folglich ein Zusatz zu der Krankheit ist und zur Verschlimmerung derselben ausartet.[191]

Wählt man Arzneien aus, deren primäre Symptome denen der Krankheit „entgegengesetzt" sind, so verstärken die sekundären Symptome nur das schon vorhandene Symptomenmuster:

Gegen langwierige Neigung zu Tagesschläfrigkeit verordnete man den, in seiner Erstwirkung ermunternden Kaffee, und als er ausgewirkt hatte, nahm die Tagesschläfrigkeit zu; – gegen öfteres nächtliches Aufwachen gab man, ohne auf die übrigen Symptome der Krankheit zu sehen, Abends Mohnsaft, der seiner Erstwirkung

---

[46] Den Begriff „Allopathie" prägte er aus dem griechischen *allos* („anders", „unterschiedlich"), um damit die vorherrschende Praxis der Schulmedizin zu beschreiben, in der die Beziehungen zwischen Arzneimitteln und Krankheiten weder homöopathisch noch enantiopathisch, sondern vage und unbestimmt war (Hahnemann 1921, 22, Fußnote).

zufolge, für diese Nacht einen betäubenden, dummen Schlaf zuwege brachte, aber die folgenden Nächte wurden dann noch schlafloser; – den chronischen Durchfällen setzte man, ohne auf die übrigen Krankheits-Zeichen Rücksicht zu nehmen, eben diesen, in seiner Erstwirkung Leib verstopfenden Mohnsaft entgegen, aber nach kurzer Hemmung des Durchfalls ward derselbe hinterdrein nur desto ärger; ... eine geschwächte Harnblase und daher rührende Harnverhaltung, suchte man durch den antipathischen Gegensatz der, die Harnwege aufreizenden Cantharidentinctur zu besiegen, wodurch zwar Anfangs Ausleerung des Urins erzwungen, hinterdrein aber die Blase noch unreizbarer und unvermögender wird, sich zusammenzuziehen, und die Harnblasen-Lähmung ist vor der Thüre; – mit den, in starker Gabe, die Därme zu häufiger Ausleerung reizenden Purgir-Arzneien und Laxir-Salzen wollte man alte Neigung zu Leibesverstopfung aufheben, aber in der Nachwirkung ward der Leib nur desto verstopfter; ... Der Arzt alter Schule frohlockte den kleinen, schnellen Puls in Kachexien schon mit der ersten Gabe von dem in seiner *Erstwirkung* den Puls verlangsamenden Purpur-Fingerhut, auf mehrere Stunden langsamer erzwungen zu haben, aber bald kehrt dessen Geschwindigkeit verdoppelt zurück; wiederholte, nun verstärkte Gaben bewirken immer weniger und endlich gar nicht mehr Minderung seiner Schnelligkeit, vielmehr wird er in der *Nachwirkung* nun unzählbar; Schlaf, Eßlust und Kraft weichen und der baldige Tod ist unausbleiblich, wenn nicht Wahnsinn entsteht. Wie oft man, mit einem Worte, durch solche entgegengesetzte (antipathische) Mittel, in der Nachwirkung die Krankheit verstärkte, ja oft noch etwas Schlimmeres damit herbeiführte, sieht die falsche Theorie nicht ein, aber die Erfahrung lehrt es mit Schrecken.[192]

Hahnemann warf seinen Kollegen also nicht nur Ignoranz und Fahrlässigkeit bei ihren Verordnungen vor, sondern er untergrub die grundlegenden Lehren der orthodoxen medizinischen Praxis selbst.

Häufig kritisierte er seine Kollegen wegen ihrer antipathischen oder palliativen Verschreibungen, wodurch auf die bereits vorhandene natürliche Krankheit des Patienten nur neue und unheilbare Arzneikrankheiten aufgepfropft würden:

Dann erschafft er... durch so hohe Gaben... und durch die Nachwirkungen von diesen so hohen Gaben neue Krankheitszustände, die oft schwerer als das ursprüngliche Übel zu heben sind, und sich oft genug noch mit dem endlichen Tode schließen.[193]

... die grausame, nicht zu entschuldigende Seite, daß der in Krankheiten ohnehin so reizbare Mensch leicht unter so vielen blinden Proben verschlimmert, auch wohl ein Raub des Todes werden kann, zumal bei der neuern Sitte, recht große Gaben starker Arzneien zu verordnen.[194]

[Der Arzt] bläht sich mit der Macht, palliieren, und Schmerzen auf einige Stunden betäuben zu können; aber die Folgen? die kümmern ihn nicht. *Nil nisi quod ante pedes est.*[195]

So werden... in solchen trefflichen Curen altkunstmäßig erschaffene, schleichende Arzneisiechthume wegen dieser unbarmherzigen Beraubung der Lebenskraft so *unheilbar,* daß an eine Wiederherstellung nie zu denken ist und nur ein schmählicher Tod den Kranken von den Mißhandlungen seiner Ärzte und seinen namenlosen Leiden befreien kann.[196]

Wurden nicht die Armen oft weit eher gesund, die keine Arznei brauchen konnten, an eben der Art Übel, wo der bemittelte Kranke alle Fenster voll mit großen Arzneiflaschen besetzt hatte? Dieser mußte oft weit länger nach seiner Cur hintennach kranken, auch wohl in ein oder mehrere Bäder reisen, um die Nachwehen wieder los zu werden, die die ungeheure Menge starkwirkender, gewöhnlich nicht passender, also schädlicher Arzneien bei ihm zurückgelassen hatte.[197]

Er beschwor seine Schüler,

solche, durch allöopathische Vernichtungskunst bis an die Gränzen der Unheilbarkeit verhunzte Kranke um keinen Preis anzunehmen und sich bei solchen unternommenen Unmöglichkeiten dem Hohngelächter der berühmten Ärzte alter Schule nicht auszusetzen, die sich schon alle Mühe gegeben hatten, dieselben für baares Geld unheilbar zu machen.[198][47]

---

[47] „Da zeigt sich, *nicht,* wie Ihr den Angehörigen gern einschwatzen möchtet, *wie es vor Eurer Cur gewesen, sondern wie es durch Eure Cur geworden ist – nicht die Unheilbarkeit des Verblichenen vor Euern Curen,* sondern nach Euern Curen" (Hahnemann 1831, *Die Allöopathie,* 26).

Die andere Seite der homöopathischen Medaille war somit die iatrogene Krankheit. Weil jede Substanz fähig ist, eine „Arzneikrankheit" oder ein „Arzneifieber" im Organismus hervorzurufen, wird jede falsche Anwendung derartiger Substanzen schließlich dem unglücklichen Patienten noch eine unheilbare Arzneikrankheit einprägen. Hahnemann warnte,

daß Alles, was man Arznei nennen kann, an sich schädliche, der menschlichen Gesundheit, im Allgemeinen, nachtheilige Substanzen sind, die nur da, wo jede gerade mit ihrer Schädlichkeit auf einen, für sie speciell geeigneten Krankheitsfall hinpaßt, in angemessener Gabe und zur rechten Zeit gegeben, heilsam wird.[199]

Alle diese Gedanken waren dem Ärztestand nicht willkommen. Er zog es vor (in Hahnemanns Worten), daran zu glauben, „daß die Arzneien, auch in großen, oft wiederholten und gesteigerten Gaben, sämmtlich, an sich und durchaus, in allen Fällen heilsame Dinge wären". [200]

In Wirklichkeit waren die Ansichten der Ärzte natürlich komplizierter, weil sie sich nicht vorstellen konnten, daß Gifte wie Arsen, *Aconitum napellus* und *Stychnos nux vomica,* die Hahnemann an sich selbst, seinen Kindern und Schülern prüfte, heilsame Dinge seien. Es wurden also *beide* Ansichten vertreten, daß die Arzneimittelprüfungen an Gesunden gefährlich (und nutzlos) seien, *und* daß Arzneien keinen nachteiligen Effekt auf die Gesundheit der Kranken haben könnten.[48]

Wenige Jahre nach Erscheinen der *Fragmenta* schrieb der braunschweigische Hofarzt:

Sollte Herr Hahnemann fortfahren, mehrere dergleichen Versuche an seinem eigenen Körper anzustellen, so fürchte ich eine Zerrüttung seines ganzen Körpers und vorzüglich seines Gehirns. Eigentlich sollten diese Versuche nur an Verbrechern angestellt werden, welche den Tod verdient haben. Wenn alle Ärzte dergleichen Versuche an sich selbst machen müßten oder wollten, so fürchte ich, daß sie sämmtlich an Seele und Leib verkrüppelt werden dürften.[201]

---

[48]) Derartige Widersprüche sind keineswegs ungewöhnlich im medizinischen Rationalismus. Vergl. Coulter 1977, 724.

Eine Rezension des *Organon* von 1810 drückte das gleiche in weniger sarkastischen Worten aus.[202] Gleichzeitig glaubten die Ärzte, Krankheit sei eine vom Organismus abgesonderte Entität und die von ihnen verwendeten Arzneimittel (auch die giftigen) wirkten nur auf diese Entität ein. Typisch hierfür war die Haltung von Johann Christian August Heinroth (1773–1843), Professor für Geisteskrankheiten in Leipzig, der 1825 in seinem *Anti-Organon* schrieb:

Der Gedanke, die Arzneien an Gesunden zu prüfen, hat auch in der That etwas so *Widersinniges, daß* er den unverkünstelten Verstand und den *gesunden Natursinn zurückscheucht... nur die Kranken,* nicht die Gesunden, haben uns die Heilkräfte der Arzneien kennen gelehrt; und es ist ebenso unmöglich, im gesunden Zustande diese Heilkräfte zu erfahren, als es *allein möglich ist,* diese Erfahrung im *kranken Zustande* zu machen. Krankheit und Heilmittel sind eben solche Correlate, als Gesundheit und Nahrungsmittel. *So widersinnig es wäre, die Wirkung der Nahrungsmittel an Kranken zu erforschen, ebenso widersinnig ist es, die Wirkung der Arzneien an Gesunden auszumitteln. Arzneimittel zeigen ihre Kraft und Wirkung nur* im kranken Zustande, wie Nahrungsmittel nur im gesunden. [203]

Diese in sich widersprüchliche Haltung den Prüfungen gegenüber läßt sich nur auf dem Hintergrund der orthodoxen Verordnungsweise verstehen: Selbst wenn diese strikt mit den in den Lehrbüchern enthaltenen Grundsätzen übereinstimmte, *konnte sie in Wirklichkeit den Patienten verschlechtern.* Einige von Hahnemanns Kritikern akzeptierten seine Attacken gegen den Arzneimißbrauch, niemand wollte aber zugeben, daß die Ärzte, die den Grundsätzen der Schule folgten, ihre Patienten schädigen könnten.[49] Dies traf zu sehr ins Mark und stellte in radikaler Form die Frage nach dem Verhältnis zwischen Ärztestand und der Öffentlichkeit:

---

[49]) So begrüßte F.A. Hecker, Medizinprofessor in Berlin, Hahnemanns Plädoyer für Einzelmittelgaben, weil das vielleicht die übermäßig vielen Verordnungen durch die meisten Ärzte reduzieren helfen könnte, entrüstet aber war er über Hahnemanns Vorwurf, die allopathische Behandlung sei im wesentlichen palliativ, und er verübelte ihm besonders die Ablehnung des Aderlasses, denn „unter allen Heilarten, die wir nach rationellen Grundsätzen, mit der größten Sicherheit des Erfolgs... anwenden können, nimmt bekanntlich das Blutlassen eine der ersten Stellen ein" (Hecker 1818, 70, 254, 256).

Was sagt das nachdenkende Publikum dazu, daß die Ärzte der alten Medicinschule... noch bis diesen Tag fortfahren, ihre Arznei täglich in mehren Gaben beim Kranken zu wiederholen, deren jede durch die bald nachfolgende in ihrer Wirkung gestört und so keiner Gabe der hundertste Theil der zur Vollführung ihrer Wirkung nöthigen Zeit von ihrer Unwissenheit gestattet wird – eine Überladung des Körpers, drauf und drein, mit demselben Arzneigemische, wodurch nur Schaden für die Gesundheit angerichtet werden kann, aber nie etwas Gutes, Zweckmäßiges, Heilsames![204]

Es gab in der Homöopathie viele Elemente, die sie beim Ärztestand unbeliebt machten. Der Rahmen für den bevorstehenden Zusammenstoß zwischen der Neuen Schule und der Alten wurde abgesteckt durch Hahnemanns Eintreten für die Prüfungen, die die Heilkräfte der Arzneien enthüllen sollten.[50]

2.5 Historische Belege für das Similegesetz

Hahnemann behauptete nicht, das Similegesetz entdeckt, sondern es als erster gelehrt und folgerichtig angewendet zu haben [205]. Um es seinen Kollegen schmackhafter zu machen, führt er Belege aus der Medizingeschichte und aus der Praxis an:

---

[50]) Heute, wo es ein Allgemeinplatz ist, daß Arzneimittel potentiell krank machen (obwohl diese Einsicht nur allzu oft in der Praxis vernachlässigt wird), versucht man Hahnemann seiner Verdienste um diese Entdeckung zu berauben. M.L. von Brunn z.B. zitiert Arbeiten von 1816 (J.C. Reil), 1835 (F.G. Gmelin), 1838 (F.A. Schill) und 1840 (F.A. Schill) – Arbeiten also, die 20 bis 42 Jahre nach Hahnemanns „Versuch" von 1796 erschienen sind – als Beweis dafür, daß dessen Gedanken über „Arzneikrankheit" „weitgehend mit dem Wissen seiner Epoche übereinstimmen" und also keine originellen Leistung Hahnemanns seien (Brunn 1964, 137–156).
Die Zeitgenossen aber schrieben dieses Konzept ausschließlich Hahnemann zu. F.A. Hecker konstatiert 1810, daß Hahnemann vor 14 Jahren sein neues Prinzip zur Auffindung der Heilkräfte in den Arzneien vorgestellt habe, und zitiert aus dem „Versuch" von 1796 (Hecker 1810, 34). Hahnemann selbst prägte den Begriff *Arzneikrankheit* 1813, und die früheste von v.Brunn zitierte Arbeit, J.C. Reils *Entwurf einer allgemeinen Pathologie* (Halle 1816), zitiert nahezu wörtlich aus Hahnemanns „Versuch" von 1796 (III,190).
Die Irrtümer und Fahrlässigkeiten der Gelehrten, die über Homöopathie schreiben, sind das wahre „medizingeschichtliche Problem", ganz zu schweigen von den Vorurteilen. Die erwähnte Arbeit von v.Brunn ist keineswegs die schlimmste – es ließen sich Dutzende anderer zitieren.

Auch diese folgenden Stellen aus den die Homöopathie ahnenden Schriftstellern führe ich nicht als Erweise der Gegründetheit dieser Lehre an, die wohl durch sich selbst feststeht, sondern um dem Vorwurfe zu entgehen, als hätte ich diese Ahnungen verschwiegen, um mir die Priorität der Idee zu sichern.[206]

Zwei unterschiedliche Arten von Zeugnissen führt er an: Heilungen durch „ähnliche" Arzneien und Heilungen durch „ähnliche" Krankheiten.

Als Beleg für erstere erwähnt er u.a. die hippokratische Schrift *Die Stellen am Menschen*[51], die heiße Getränke bei Fieber empfiehlt; einen dänischen Arzt, der „die Neigung zu Magensäure durch kleine Gaben von Vitriolsäure mit dem glücklichsten Erfolge" heilte; Anton von Stoerk (1731–1803), der in den 1760er Jahren eine Reihe von Arbeiten über die Behandlungen von Krankheiten mit Giften nach dem Simileprinzip veröffentlichte.[207][52]

Dann weist Hahnemann auch auf bestimmte von Ärzten und als Hausmittel gebrauchte Arzneien hin, deren wohltuende Wirkung auf ihrer Homöopathizität beruht. Die am meisten ins Auge fallenden sind die spezifischen Heilmittel bei Syphilis und Malaria, Quecksilber und Chinin, doch führt Hahnemann ebenso noch andere Mittel an: den Saft von Petersilie bei vergeblichem Harndrang, Wachholderblätter bei Uterusblutungen, Opium bei bestimmten Arten von Verstopfung, Rhabarber bei gewissen Durchfällen, Belladonna bei Tollwut usw.[208]

Lobend erwähnt er, daß als Hausmittel Hitze bei Verbrennungen und kalte Anwendungen bei erfrorenen Gliedern gebräuchlich seien: „Auf frisch erfrorne Glieder legt man gefrornes Sauerkraut oder reibt sie mit Schnee. Eine mit kochender Brühe begossene Hand hält der erfahrne Koch dem Feuer in einiger Entfernung nahe und achtet den dadurch anfänglich vermehrten Schmerz nicht, da er aus Erfahrung weiß, daß er hiemit in kurzer Zeit, oft in wenigen Minuten, die verbrannte Stelle zur gesunden, schmerzlosen Haut wieder herstellen kann" [209]. Er merkt

---

[51]) Vergl. Coulter 1975, 205–207.
[52]) Informationen über weitere Vorläufer Hahnemanns, die mit Giften experimentierten oder solche Experimente vorschlugen (Gesner, Mattioli, Sydenham, Hoffmann, Quarin, De Haen, Sennert, Baglivie u.a.) findet man in: Boyd, *A Study of the Simile in Medicine,* 104. Sogar Galen erwähnt Zeitgenossen, die an gesunden Personen mit Giften experimentierten (Galen 1821–1833, XIV, 215).

an, daß John Hunter das gleiche empfohlen[53] und Sydenham Verbrennungen mit Alkohol behandelt habe [210][54]. Der britische Arzt Edward Kentish ließ erhitztes Terpentin oder Weingeist auf die Haut von Grubenarbeitern bringen, die bei Grubenexplosionen verletzt worden waren [211][55]. Kaltes Wasser oder kalte Anwendungen bewirken in solchen Fällen nur Blasenbildung und verzögern die Ausheilung: „So ließ John Bell einer verbrühten Dame den einen Arm mit *Terbentinöl* benetzen, den andern aber in *kaltes Wasser* tauchen. Der erstere Arm befand sich schon in einer halben Stunde *wohl*, der andre aber fuhr sechs Stunden fort zu schmerzen; wenn er nur einen Augenblick aus dem Wasser gezogen ward, *empfand sie daran weit größere Schmerzen, und er bedurfte weit längerer Zeit, als ersterer, zum Heilen.*" [212][56]

Weitere Belege für das Similegesetz sieht Hahnemann in den Wechselwirkungen von Krankheiten.

Wenn ein Kranker einer anderen Krankheit ausgesetzt ist, sind mehrere unterschiedliche Verläufe möglich.

Wenn die Krankheiten unähnlich sind und die ältere stärker ist, so kann die neue sich nicht im Organismus festsetzen: Jemand mit einer schweren chronischen Krankheit wird also nicht von einer mäßigen akuten befallen [213]. Edward Jenner (1749–1823) berichtet, daß bei Rachitiskranken die Pockenimpfung nicht angeht.

Wenn die neue unähnliche Krankheit stärker ist, hebt sie die ältere vorübergehend auf, und wenn die neue abgelaufen ist, kehrt die ältere zurück: Steckt ein an Masern erkranktes Kind sich mit Pocken an, werden die Masern in ihrem Verlauf aufgehalten, bis die Pocken abgelaufen

---

[53] Hunter schreibt, daß bei einer Verbrennung die Anwendung von Kälte den Schmerz hinwegnimmt, dieser aber stärker zurückkehrt, wenn die Kälte entfernt wird. Folglich „wird empfohlen, daß, wenn eine Stelle verbrannt ist, diese so nah und so lange, wie man es aushält, ans Feuer zu halten, wodurch unzweifelhaft die nachfolgende Entzündung gemildert wird und bald Erleichterung einsetzt" *(Works,* III, 265).

[54] „Erwärme die Stellen mit in Weingeist getauchten Leinenlappen, bis der Schmerz verschwindet. Befeuchte den Lappen erneut und lege ihn zwei- oder dreimal am Tag auf die betroffene Stelle" (Sydenham, *Works,* II, 290).

[55] Edward Kentish' *A Second Essay on Burns, in Which an Attempt is Made to Refute the Opinions of Mr. Earle and Sir W. Farquhar, Lately Advanced on the Supposed Benefit of the Application of Ice in Such Accidents* (Newcastle on Tyne 1800) enthält mehrere Fälle von Verbrennungen durch Feuer, kochendes Wasser, Schießpulver usw., in denen die Anwendung von Terpentinöl die Schmerzen linderte und die Heilung beschleunigte.

[56] *Physisch-Medicinisches Journal* (Leipzig) II (1801), 428.

sind (die vergleichsweise schwache Pockenimpfung aber wird durch den Ausbruch der Masern vorübergehend suspendiert).[214]

Manchmal koexistieren die beiden unähnlichen Krankheiten im Organismus: Jenner teilt einen Fall von Kuhpocken mit, die gleichzeitig mit der Quecksilberbehandlung einer Syphilis abliefen: *„Und so suspendiren sich alle, einander unähnliche Krankheiten, die stärkere die schwächere,* (wo sie sich nicht, wie bei acuten selten geschieht, compliziren), heilen einander aber nie.*"*[215]

Sind die Krankheiten aber einander ähnlich, so heilt die stärkere die schwächere. Bei Pocken besteht gewöhnlich eine Augenentzündung, und Ärzte haben Augenentzündungen durch Einimpfen der Pocken geheilt [216]. Ebenso haben Pocken schon chronische Zustände wie Blindheit, Taubheit, Hodenschwellung, chronische Ruhr, die dem ruhrartigen Stuhlgang bei Pocken ähnelte, geheilt [217]. „Die Kuhpocken, deren eigenthümliches Symptom es ist, Armgeschwulst zu verursachen, heilten nach ihrem Ausbruche, einen *geschwollenen,* halb gelähmten Arm" [218]. Ganz allgemein schwächen die Kuhpocken die Heftigkeit der Menschenpocken und machen deren Verlauf milder: „Dieß scheint der Grund des so wohlthätigen, merkwürdigen Ereignisses zu sein, daß, seit der allgemeinen Verbreitung der Jennerschen Kuhpockenimpfung, die Menschenpocken nie wieder unter uns weder so epidemisch, noch so bösartig erscheinen, wie vor 40–50 Jahren, wo eine davon ergriffene Stadt, wenigstens die Hälfte und oft drei Viertel ihrer Kinder durch den jämmerlichsten Pest-Tod, verlor."[219][57)]

2.6 Auswirkungen des Similegesetzes auf die Lehre

Die empirische Tradition hatte stets die Heilung durch Ähnliches favorisiert, unklar geblieben aber war die Definition von „Ähnlichkeit". Indem Hahnemann sie in den Begriffen der Arzneimittelprüfung interpretierte, gab er eine eindeutige Definition dieses Konzeptes, und in der Folge wurden alle Elemente des traditionellen Empirismus als Funktion der Hahnemannschen Definition von „Ähnlichkeit" neu gefaßt.

[57)] 1927 erhielt Julius Wagner-Jauregg (1857–1940) den Nobelpreis für Medizin, weil er demonstrierte, daß man fortgeschrittene Stadien der Syphilis durch Einimpfung von Malaria tertiana heilen kann.

2.6.1 Symptome und Pathologie, Klassifikation von Krankheiten, Propria und Communia, Lokalkrankheiten und Allgemeinkrankheiten, Geisteskrankheiten

Weil das einzig nützliche Wissen über die Heilmittel aus den Prüfungen stammte und die Prüfungen nur Symptome lieferten, so folgte daraus, daß sich Krankheiten vernünftigerweise nur in Form ihrer Symptome beschreiben ließen.

Die Krankheit als Eigenschaft kann ja nicht selbst reden, sich nicht selbst erzählen; der daran leidende Kranke allein kann seine Krankheit aussprechen durch die mancherlei Zeichen seines Übelbefindens, die Beschwerden, die er fühlt, die Zufälle, die er klagen kann, und das Veränderte, was an ihm durch die Sinne wahrzunehmen ist. Und dieß alles will die Afterweisheit der gemeinen Ärzte kaum des Anhörens werth achten; es, selbst angehört, für unbedeutend, für empirisch und von der Natur als sehr ungelehrt ausgedrückt, ihren pathologischen Büchern nicht angemessen und deshalb in ihren Kram nicht taugend ausgeben, dafür aber ein Figment ihres Schul-Aberwitzes als Bild vom innern (nie erforschlichen) Zustande der Krankheit erdichten, dieß lügenhafte pathologische Trugbild in ihrem Irrsinne an die Stelle treu und wahr durch die Natur gezeichneten, individuellen Zustandes des jedesmaligen Krankheitsfalles setzen, und gegen dieß (durch den sogenannten praktischen Blick) erhaschte Traumbild der Phantasie die arzneilichen Waffen richten?[220]

Die empirische Auffassung, daß die Kenntnis der inneren Pathologie wertlos und sogar irreführend sei, wurde somit durch die Prüfungen bekräftigt. Weil ein Prüfer ja unmöglich obduziert werden konnte, um Veränderungen an Herz, Lungen oder Leber festzustellen, mußten diese Informationen schon aus rein methodischen Gründen von der Diagnose und Therapie der Krankheiten ausgeschlossen werden.

Mit symptomatischer Beschreibung der Krankheit meinte Hahnemann allerdings nicht das flüchtige Vorgehen seiner Kollegen:

Der gewöhnliche Arzt [beschreibt] den Krankheitsfall fast nie genau, auch [hält er] umständliche Beschreibung des Krankheitsfalles nach allen Symptomen für nichts Brauchbares, wenn er ihm nicht einen pathologischen Namen zutheilen soll.[221]

Da werden die so unendlich von einander abweichenden Empfindungen und die namenlos verschiednen Beschwerden der mancherlei Kranken so wenig durch Sprache und Schrift nach ihren Abweichungen und Verschiedenheiten, nach ihren Eigenthümlichkeiten, nach der Zusammengesetzheit der Schmerzen aus mehren Arten von Gefühlen, ihren Abstufungen und Schattirungen, so wenig durch genaue, vollständige Beschreibung ausgedrückt, daß man alle diese unendlich mannichfachen Leiden nur in den wenigen kahlen, nichts sagenden, allgemeinen Worten hingeworfen sieht, wie: *Schweiß, Hitze, Fieber, Kopfschmerz, Halsweh, Bräune, Engbrüstigkeit, Husten, Brustbeschwerden, Seitenstechen, Bauchweh, Mangel an Appetit, üble Verdauung, Verdauungsbeschwerden, Rückenschmerz, Hüftweh, Hämorrhoidal-Beschwerden, Harnbeschwerden, Gliederschmerz* (nach Belieben bald *gichtisch*, bald *rheumatisch* genannt), *Hautausschlag, Krämpfe, Convulsionen* u.s.w – mit so flachen Ausdrücken, sage ich, werden die unzählig verschiedenen Leiden der Kranken in den sogenannten Beobachtungen abgefertigt, daß (– ein oder das andre große, auffallende Symptom in diesem oder jenem Krankheitsfalle etwa abgerechnet –) fast jede angeblich beschriebene Krankheit der andern wie ein Daus ähnlich sieht, ähnlich wie die Bildlein des Mahler-Sudlers einander gleichen an Flachheit und Charakterlosigkeit.[222]

Hahnemann beschreibt, wie das Gespräch zwischen Arzt und Patient verlaufen sollte...

Der Kranke klagt den Vorgang seiner Beschwerden; die Angehörigen erzählen seine Klagen, sein Benehmen, und was sie an ihm wahrgenommen; der Arzt sieht, hört und bemerkt durch die übrigen Sinne, was verändert und ungewöhnlich an demselben ist. Er schreibt alles genau mit den *nämlichen Ausdrücken auf, deren der Kranke und die Angehörigen sich bedienen.* Wo möglich läßt er sie stillschweigend ausreden, und wenn sie nicht auf Nebendinge abschweifen, ohne Unterbrechung. Bloß langsam zu sprechen ermahne sie der Arzt gleich Anfangs, damit er dem Sprechenden im Nachschreiben des Nöthigen folgen könne.[223]

...und wie es gewöhnlich verlief:

Die Ärzte alter Schule machten sich's hiemit in ihren Curen äußerst bequem. Da hörte man keine genaue Erkundigung nach allen Umständen des Kranken, ja der Arzt unterbrach diese sogar oft in der Erzählung ihrer einzelnen Beschwerden, um sich nicht stören zu lassen bei schneller Aufschreibung des Receptes ... Kein allöopathischer Arzt, wie gesagt, verlangte die sämmtlichen genauen Umstände des Kranken zu erfahren *und noch weniger schrieb er sich etwas davon auf.* Wenn er dann den Kranken nach mehreren Tagen wiedersah, wußte er von den wenigen zuerst gehörten Umständen (da er seitdem so viele verschiedene, andere Kranke gesehen) wenig oder nichts mehr; er hatte es zu dem einen Ohre hinein und zu dem anderen wieder hinaus gehen lassen. Auch that er bei fernern Besuchen nur wenige allgemeine Fragen, that als fühlte er den Puls an der Handwurzel, besah die Zunge, verschrieb in demselben Augenblicke, eben so ohne verständigen Grund, ein anderes Recept, oder ließ das erstere... fortbrauchen und eilte mit zierlichen Gebehrden zu dem fünfzigsten, sechszigsten Kranken, den er denselben Vormittag noch gedankenlos zu besuchen hatte. So ward das eigentlich nachdenklichste aller Geschäfte, die gewissenhafte, sorgfältige Erforschung des Zustandes jedes einzelnen Kranken und die darauf zu gründende specielle Heilung von den Leuten getrieben, die sich Ärzte, *rationelle Heilkünstler* nannten. Der Erfolg war, wie natürlich, fast ohne Ausnahme schlecht; und dennoch mußten die Kranken zu ihnen, theils weil es nichts Bessers gab, theils aus Etiquette, und weil es so eingeführt ist.[224]

In scharfem Kontrast hierzu wies Hahnemann den homöopathischen Arzt an, jedes einzelne beobachtbare Symptom der Krankheit zusammen mit allem anderen, was sich der Patient entlocken ließ, schriftlich festzuhalten. Wenn der Patient fertig ist, geht der Arzt seine gesamten Aufzeichnungen noch einmal durch und erhebt weitere Informationen über jedes einzelne Symptom.

Z.B., Wie ist es mit dem Stuhlgange? Wie geht der Urin ab? Wie ist es mit dem Schlafe, bei Tage, bei der Nacht? Wie ist sein Gemüth, seine Laune, seine Besinnungskraft beschaffen? Wie ist es mit dem Appetit, dem Durste? Wie ist es mit dem Geschmacke, für sich, im Munde? Welche Speisen und Getränke schmecken ihm am besten? Welche sind ihm zuwider? Hat jedes seinen natürlichen, vollen, oder einen andern, fremdartigen Geschmack? Wie wird ihm nach Essen und Trinken? Ist etwas wegen des Kopfes, der Glieder, oder des Unterleibes zu erinnern? ... Was brach der Kranke aus? Ist der garstige Geschmack im Mund faul, bitter, oder sauer, oder wie sonst? vor oder nach dem Essen und Trinken, oder während desselben? Zu welcher Tageszeit am meisten? Von welchem Geschmacke ist das Aufstoßen? Wird der Urin erst beim Stehen trübe, oder läßt er ihn gleich trübe? ... erschrickt er im Schlafe? schnarcht er beim Einathmen oder beim Ausathmen? Liegt er einzig auf dem Rücken, oder auf welcher Seite? Deckt er sich selbst fest zu, oder leidet er das Zudecken nicht? Wacht er leicht auf, oder schläft er allzu fest? Wie befindet er sich gleich nach dem Erwachen aus dem Schlafe? Wie oft kommt diese, wie oft jene Beschwerde; auf welche jedesmalige Veranlassung kommt sie? im Sitzen, im Liegen, im Stehen, oder bei der Bewegung? bloß nüchtern? ... Wie sich der Kranke bei dem Besuche gebehrdet hat, ob er verdrießlich, zänkisch, hastig, weinerlich, ängstlich, verzweifelt oder traurig, oder getrost, gelassen usw.; ob er schlaftrunken oder überhaupt unbesinnlich war? ob er heisch, sehr leise, oder ob er unpassend, oder wie anders er redete? wie die Farbe des Gesichts und der Augen, und die Farbe der Haut überhaupt, wie die Lebhaftigkeit und Kraft der Mienen und Augen, wie die Zunge, der Athem, der Geruch aus dem Munde, oder das Gehör beschaffen ist? wie sehr die Pupillen erweitert, oder verengt sind? wie schnell, wie weit sie sich im Dunkeln und Hellen verändern? wie der Puls? wie der Unterleib? wie feucht oder trocken, wie kalt oder heiß die Haut an diesen oder jenen Theilen oder überhaupt anzufühlen ist? ob er mit zurückgebogenem Kopfe, mit halb oder ganz offenem Munde, mit über den Kopf gelegten Armen, ob er auf dem Rücken, oder in welcher andern Stellung er liegt? mit welcher Anstrengung er sich aufrichtet, und was von dem Arzte sonst auffallend Bemerkbares an ihm wahrgenommen werden konnte.[224.1]

Hahnemann pflichtete also völlig dem empirischen Prinzip bei, daß die genaue Beobachtung des Patienten die allererste Voraussetzung für die Behandlung ist. In seinem kurzen Artikel *Der ärztliche Beobachter* bespricht er die schlechten Angewohnheiten seiner Kollegen in dieser Hinsicht: Der Arzt muß in der Lage sein, „die Erscheinungen bei den natürlichen Krankheiten sowohl, als bei den durch Arzneien in ihrer Prüfung am gesunden Körper künstlich erregten Krankheitszuständen genau und treffend wahrzunehmen ... eine, bei gemeinen Ärzten auch nicht in mittelmäßigem Grade anzutreffende Fähigkeit ... "[225]. „Da muß die dichterische Einbildungskraft, der gaukelnde Witz und die Vermuthung einstweilen verstummen, und alles Vernünfteln, Deuteln und Erklärenwollen muß unterdrückt bleiben" [226]. „Diese Fähigkeit, genau zu beobachten, ist wohl nie ganz angeerbt; sie muß größtentheils durch Übung erlangt, durch Läuterung und Berichtigung der Sinne... vervollkommnet... werden."[227]

„Die beste Gelegenheit, unsern Beobachtungssinn zu üben und zu vervollkommnen, ist bei Versuchen mit Arzneien an uns selbst. Unter Vermeidung aller fremdartig arzneilichen Einflüsse... ist der Prüfer nach Einnahme der Arznei mit aller seiner Aufmerksamkeit auf alle an und in ihm vorgehenden Befindensveränderungen gespannt, um sie mit stets wachendem Gefühle und offenen Sinnen wahrzunehmen und treulich aufzuzeichnen. [So] erlangt der Beobachter die Fähigkeit, alle, auch noch so zusammengesetzte, Empfindungen, die er von der Versuchs-Arznei erfahren, und alle, auch die feinsten, Abänderungen seines Befindens wahrzunehmen, und... in angemessenen, erschöpfenden Ausdrükken niederzuschreiben.... So genau wird er dann auch an Andern zu beobachten hierdurch geübt."[228]

Hahnemanns Überlegungen brachten die Lösung des Jahrhunderte alten Problems der *communia* und *propria*.

Bei der Diagnose ist es die schwierigste Aufgabe des Arztes, seinen Patienten von allen anderen, die an der gleichen oder einer ähnlichen Störung leiden, zu unterscheiden, ein Problem, das dem des Portraitisten gleicht, der eine „Ähnlichkeit" festhalten will:

Noch kein Gesichtszeichner (Porträtmaler) ist so nachlässig gewesen, daß er die bestimmte Eigenheit der Gesichtszüge der treffend darzustellenden Person unbeachtet gelassen oder es für hinlänglich gehalten hätte, bloß so im Allgemeinen ein Paar rundlichte Öffnungen, wie Augen, unter der Stirne anzubringen, dazwischen etwas länglicht Herablaufendes, wie eine Nase, immer von gleicher Gestalt herunterzuführen, und unter dieser querüber einen Spalt anzubringen, der den Mund bei diesem, wie bei allen andern Gesichtern bedeuten solle; kein Zeichner, sage ich, ist so fabrikmäßig und leichtsinnig mit Zeichnung der Gesichter der Menschen umgegangen, kein Naturbeobachter in Beschreibung irgend eines Naturerzeugnisses, kein Zoolog, kein Botaniker, kein Mineralog. Nur die Semiologie der gemeinen Medicin ging fast auf diese Art zu Werke.[229]

Die Individualität jedes einzelnen Patienten findet man also nicht in den Symptomen, welche er mit anderen gemeinsam hat, sondern in denen, welche ihn von anderen unterscheiden. Es ist nicht der Besitz einer Nase, der eine Person charakterisiert, sondern die besondere Form dieses Organs. Den Besitz einer Nase hat er mit allen anderen gemeinsam, während die besondere Form der eigenen Nase ihn zu einem einzigartigen Individuum macht.

Das gleiche gilt für eine Krankheit. Die besonderen und einzigartigen Züge, die den einen Krankheitsprozeß vom andern unterscheiden, sind für den Arzt die wertvollsten: „Die singulärsten, ungewöhnlichsten Zeichen geben das Charakteristische, das Unterscheidende, das Individuelle an."[230]

Wie andere empirische Denker rät also auch Hahnemann, den *propria* mehr als den *communia* zu vertrauen. Er ging aber noch über sie hinaus, indem er auch eine Technik demonstrierte, wie man die beiden unterscheiden kann.

Wo Sydenham und andere die *propria* als die „eigentümlichen, aber beständigen" Symptome definiert hatten, was einen begrifflichen Widerspruch bedeutete, und die Unterscheidung dem Urteil des Arztes überließen, löste Hahnemann das Problem: Die „gewöhnlichen" Symptome der Arznei manifestierten sich, wenn diese in großen Dosen, ihre „eigentümlichen" Wirkungen zeigten sich, wenn sie „in starker Verdünnung und durch kräftige Verreibung und Verschüttelung potenziert" eingenommen wurde. Diese letzteren Symptome waren mit den „eigentümlichen" Symptomen des Patienten in Deckung zu bringen.

Bei dieser Aufsuchung eines homöopathisch specifischen Heilmittels, das ist, bei dieser Gegeneinanderhaltung des Zeichen-Inbegriffs der natürlichen Krankheit gegen die Symptomenreihen der vorhandenen Arzneien, um unter diesen eine, dem zu heilenden Übel in Ähnlichkeit entsprechende Kunstkrankheits-Potenz zu finden, sind die *auffallendern, sonderlichen, ungewöhnlichen* und *eigenheitlichen* (charakteristischen) Zeichen und Symptome des Krankheitsfalles, besonders und fast einzig fest ins Auge zu fassen; denn *vorzüglich diesen, müssen sehr ähnliche, in der Symptomenreihe der gesuchten Arznei entsprechen,* wenn sie die passendste zur Heilung sein soll. Die allgemeinern und unbestimmtern: Eßlust-Mangel, Kopfweh, Mattigkeit, unruhiger Schlaf, Unbehaglichkeit usw., verdienen in dieser Allgemeinheit und wenn sie nicht näher bezeichnet sind, wenig Aufmerksamkeit, da man so etwas Allgemeines fast bei jeder Krankheit und Arznei sieht.[231]

Enthält nun das, aus der Symptomenreihe der treffendsten Arznei zusammengesetzte Gegenbild, jene in der zu heilenden Krankheit anzutreffenden, besondern, ungemeinen, eigenheitlich sich auszeichnenden (charakteristischen) Zeichen in der größten Zahl und in der größten Ähnlichkeit, so ist *diese* Arznei für *diesen* Krankheitszustand das passendste homöopathische Heilmittel...[232]

Die gewöhnlicheren Symptome des Patienten und der Arznei sollten sich, allgemein gesprochen, ebenfalls decken, doch wird die Arznei unwirksam sein, wenn eine Ähnlichkeit *nur* zwischen den *communia* des Patienten und der Arznei und nicht zwischen ihren *propria* besteht:

Ist aber... unter den Symptomen der gewählten Arznei, nichts in genauer Ähnlichkeit vorhanden und entspricht sie der Krankheit nur in den allgemeinen, nicht näher bezeichneten, unbestimmten Zuständen (Übelkeit, Mattigkeit, Kopfweh usw.)..., so hat der Heilkünstler sich keinen unmittelbar vortheilhaften Erfolg von der Anwendung dieser unhomöopathischen Arznei zu versprechen.[233]

So bemerkt Hahnemann zur Behandlung der Malaria (intermittierendes Fieber), daß die Fieberanfälle *(communia)* von geringem Wert für die Wahl des Mittels sind, weil sie in jedem Fall vorkommen. Statt dessen sollte der Arzt die Symptome in den fieberfreien Intervallen beobachten, weil diese sich von Patient zu Patient stark unterscheiden *(propria).*[234]

An dem folgenden Fall aus seiner eigenen Praxis zeigt er die relative Bedeutung der *communia* und *propria:*

Sch..., eine etliche und 40 jährige kräftige Lohnwäscherin, war schon drei Wochen außer Stande, ihr Brod zu verdienen, da sie mich den 1. Sept. 1815 zu Rathe zog.

1) Bei jeder Bewegung, vorzüglich bei jedem Auftreten, und am schlimmsten bei jedem Fehltritte, sticht es sie in der Herzgrube,[58] wohin es jedesmal aus der linken Seite kommt, wie sie sagt.

2) Im Liegen ist es ihr ganz wohl, dann hat sie gar keinen Schmerz irgendwo, auch weder in der Seite, noch in der Herzgrube.

3) Sie kann nicht länger als bis um 3 Uhr früh schlafen.

4) Die Speisen schmecken ihr, aber wenn sie etwas gegessen hat, so wird es ihr brecherlich.

5) Das Wasser läuft ihr dann im Munde zusammen und aus dem Munde, wie Würmerbeseigen.

6) Es stößt ihr nach jedem Essen vielmal leer auf.

7) Sie ist von heftigem, zu Zorn geneigtem Gemüthe. Bei starkem Schmerz überläuft sie Schweiß. Ihre Monatszeit war vor 14 Tagen in Ordnung geflossen.

Die übrigen Umstände waren natürlich.

Was nun das Symptom 1 anlangt, so machen zwar *Belladonna, China* und *Wurzelsummach* Stiche in der Herzgrube, aber alle drei *nicht bloß bei Bewegung,* wie hier. *Pulsatille* macht zwar auch Stiche in der Herzgrube beim Fehltreten, aber in seltner Wechselwirkung, und hat weder dieselben Verdauungsbeschwerden, wie hier 4, verglichen mit 5 und 6, noch dieselbe Gemüthsbeschaffenheit.[59]

Bloß *Zaunrebe* hat in ihrer Hauptwechselwirkung, wie das ganze Verzeichniß ihrer Symptome beweiset, *von Bewegung* Schmerzen, und vorzüglich *stechende* Schmerzen, und so auch Stiche (in der Herzgrube) unter dem Brustbeine beim Aufheben des Armes, bei Fehltritten erregt sie auch an andern Stellen Stechen.

Das hierzu gehörige negative Symptom 2 paßt vorzüglich auf *Zaunrebe...*

Das Symptom 3 ist bei mehrern Arzneien und auch bei Zaunrebe...

Das Symptom 4 ist zwar, was die „Brecherlichkeit nach dem Essen" anlangt, bei mehrern andern Arzneien..., aber theils nicht so bestän-

---

[58] d.i. die Magengrube.

[59] „Der Gemüthszustand des Kranken [giebt] oft am meisten den Ausschlag ..., als Zeichen von bestimmter Eigenheit, welches dem genau beobachtenden Ärzte unter allen am wenigsten verborgen bleiben kann" *(Organon, § 211).*

dig und gewöhnlich, theils nicht bei Wohlgeschmack der Speisen vorhanden, wie bei der *Zaunrebe.*

In Rücksicht auf das Symptom 5 machen zwar mehre Arzneien ein Zusammenlaufen des Speichels, wie Würmerbeseigen, eben sowohl, als *Zaunrebe;* jene andern aber bringen nicht unsre übrigen Symptome in Ähnlichkeit hervor. Daher ihnen ist die Zaunrebe in diesem Stücke vorzuziehen.

Das *leere* Aufstoßen (bloß nach Luft) nach dem Essen (Symptom 6) ist bei wenigen Arzneien vorhanden und bei keiner so beständig, so gewöhnlich und in so hohem Grade, als bei der *Zaunrebe.*

Zu 7. – Eins der Hauptsymptome bei Krankheiten ist die „Gemüthsbeschaffenheit" und da *Zaunrebe* auch dieses Symptom in voller Ähnlichkeit vor sich erzeugt; – so ist *Zaunrebe* aus allen diesen Gründen hier jeder andern Arznei als homöopathisches Heilmittel vorzuziehen.[235]

Während die Frau hauptsächlich über Schmerzen in der Magengrube klagte, stützte sich Hahnemann bei der Mittelwahl auf: Schmerzen nur bei Bewegung, Übelkeitsgefühl nach dem Essen, leeres Aufstoßen nach dem Essen und die cholerische Stimmung.

Indem Hahnemann die Aufmerksamkeit des Arztes von den *communia* zu den *propria* lenkte, zerstörte er alle bestehenden nosologischen Klassifikationen, die auf den gewöhnlichen Symptomen, auf dem Versuch, die Krankheiten im Körper zu lokalisieren, auf der Unterscheidung zwischen „körperlichen" und „seelischen" Krankheiten usw. aufbauten. Die Allopathen glaubten, „aus jener anscheinend unübersehlichen Menge abweichender Krankheitserscheinungen, welche die Natur hervorbringt, einige Übelseynszustände, in denen sich ein oder das andere größere Symptom öfterer in Ähnlichkeit antreffen läßt, als Grundformen herausheben und sie mit allgemeinen, nicht selten bei Krankheiten vorkommenden Zufällen ausgestattet und mit eignen Namen belegt, als ständige, sich gleich bleibende, abgeschlossene Krankheiten aufstellen zu müssen" [236]. „Man... suchte die Ähnlichkeiten vieler [Krankheiten] auf, und vereinigte die man für verwandter hielt, je nach den ähnlichen Entstehungsursachen, nach den verletzten Functionen, nach ihrem gemeinschaftlichen Sitz im Körper, nach dem verschiednen Tone der Faser, und nach ein Paar gemeinsamen Symptomen in Klassen, Ordnungen und Geschlechter."[237]

Wie war es möglich, solche *Inconjungibilia* in Klassen, Ordnungen, Geschlechter, Gattungen, Arten und Unterarten, gleich organischen Wesen, abzutheilen, und solchen, unendlich verschiedener Modifikationen und Nüancen fähigen Zuständen des von unzähligen Potenzen verschiedenartig erregbaren, unglaublich componirten, geistig körperlichen Mikrokosmus *Namen* geben zu wollen! Die Millionen fast nur einmal in der Welt vorkommenden Krankheitsfälle bedürfen keines Namens blos der Hülfe.[238]

So kehrte er mit einem Federstrich zur empirischen Lehre zurück, daß die Zahl der Krankheiten unendlich sei, „so verschieden als die Wolken am Himmel" [239]. „Die Krankheitsfälle in der Natur sind unendlich verschieden, und werden doch so oft mit einander verwechselt; äußerst selten trifft sich dieselbe Krankheit genau so in der Welt wieder" [240]. „Der menschliche Körper [ist] für eine so große Menge Krankheitsursachen empfänglich..., deren Zahl, deren Grad der Stärke, und deren Einwirkungsdauer einer so unendlichen Abwechslung fähig ist, daß die dadurch hervorgebrachten Krankheiten ebenfalls ungemein verschieden ausfallen müssen" [241]. „Jeder vorkommende Krankheitsfall [muß] als eine individuelle Krankheit angesehen (und behandelt) werden."[242]

Bisher „zogen [die Ärzte] die unendlichen Krankheitsfälle in einige selbst geformte Krankheits-Gebilde zusammen" [243]. Zwar sei es manchmal nötig, den Krankheiten Namen zu geben, um, wenn man mit dem Patienten spreche, „sich dem Volke in der Kürze verständlich zu machen" [244], doch dürfe das keinen Einfluß auf die Wahl des Arzneimittels haben. Angesichts der traditionellen Werke über Pathologie und Therapie ruft Hahnemann aus:

Wie viel giebt es darin nicht mißbräuchliche, vieldeutige Namen, unter deren jedem man höchst verschiedene, oft nur in einem einzigen Symptome sich ähnelnde Krankheitszustände begreift, wie: *Kaltes Fieber, Gelbsucht, Wassersucht, Schwindsucht, Leucorrhöe, Hämorrhoiden, Rheumatism, Schlagfluß, Krämpfe, Hysterie, Hypochondrie, Melancholie, Manie, Bräune, Lähmung usw.,* die man für sich gleichbleibende festständige Krankheiten ausgiebt und des Namens wegen, nach dem eingeführten, gewöhnlichen Leisten behandelt! Wie könnte man mit einem solchen Namen eine gleichartige, arzneiliche Behandlung rechtfertigen?

Und soll die Cur nicht immer dieselbe sein, wozu dann der, gleiche Cur voraussetzende irre leitende, identische Name?

... daß diese nutzlosen und mißbräuchlichen Krankheitsnamen, keinen Einfluß auf die Curart eines ächten Heilkünstlers haben dürfen, welcher weiß, daß er die Krankheiten nicht nach der Namensähnlichkeit eines einzelnen Symptoms, sondern nach dem ganzen Inbegriffe aller Zeichen des individuellen Zustandes, jedes einzelnen Kranken zu beurtheilen habe, dessen Leiden genau auszuspähen er die Pflicht hat, sie aber nie bloß hypothetisch voraussetzen darf.[245]

Nehmen wir die bekannte Klasse der Wechselfieber (Malaria):

Freund! Ahndest du nicht, daß alles dieses verschiedene Wechselfieber, oder vielmehr völlig von einander abweichende typische Krankheiten waren?... Ahndest du nicht, daß es mehr als Ein, daß es vielleicht zwanzig Arten typischer Fieber geben könne, die die parempirische Blödsinnigkeit in ein einziges Fach warf, sie alle zusammen für eine einzige Species (Wechselfieber) ausgab, und sie alle mit einem Mittel bestreiten wollte, da doch jedes sein eignes Heilmittel verlangte, ohne deßhalb eigensinnig oder hartnäckig gescholten werden zu dürfen.[246]

Nosologische Klassifikationen geben nicht den Gang der Natur wieder, sondern dienen nur der Bequemlichkeit des Arztes: „Diese von ihnen fabricierten Krankheitsformen zusammen gaben sie dann für den Inbegriff der ganzen Krankheitswelt, für die *Pathologie* selbst aus, *um doch wenigstens für diese ihre erkünstelten Gebilde besondre Curpläne festsetzen zu können,* die man dann als *Therapie* zusammenstellte. So machte man aus der Noth eine Tugend, bedachte aber nicht, was aus dieser Unnatur für Unheil entstehen müsse."[247]

Die einzig wahren und natürlichen Klassen von Krankheiten werden durch die Symptome eines Mittels definiert, wie sie sich in einer Prüfung zeigen, und Hahnemann mahnte die Ärzte, die konventionellen Krankheitsnamen nicht mehr zu benutzen.[248]

Der nosologische Drang der Rationalisten hat ganze Klassen vermeintlich lokaler Krankheiten geschaffen, „worunter man, an den äußeren Theilen des Körpers erscheinende Veränderungen und Beschwerden begreift, woran wie man bisher lehrte, diese Theile allein erkrankt sein sollten, ohne daß der übrige Körper daran Theil nehme – eine theoretische, ungereimte Satzung, die zu der verderblichsten arzneilichen Behandlung verführt hat".[249]

Alle Krankheiten sind Krankheiten des gesamten Organismus:

Kein... äußeres Übel [kann]... ohne Zutun des ganzen (folglich kranken) Organismus entstehen und auf seiner Stelle verharren, oder wohl gar sich verschlimmern... Es könnte gar nicht zum Vorschein kommen, ohne die Zustimmung des ganzen sonstigen Befindens und ohne die Theilnahme des übrigen lebenden Ganzen (d.i. des, in allen andern, empfindenden und reizbaren Theilen des Organismus waltenden Lebens-Princips); ja dessen Emporkommen läßt sich, ohne vom ganzen (verstimmten) Leben dazu veranlaßt zu seyn, nicht einmal denken, so innig hängen alle Theile des Organisms zusammen und bilden ein untheilbares Ganze in Gefühlen und Thätigkeit.[250] Das Local-Leiden [hängt] einzig und allein von einer Krankheit des übrigen Körpers [ab] und [ist] nur als ein untrennbarer Theil des Ganzen, als eins der größten und auffallendsten Symptome der Gesammtkrankheit anzusehen.[251]

Alle Krankheiten haben sowohl physische, wie auch geistige Aspekte, körperliche und geistige Symptome. Diese sind so mannigfaltig wie jene, und Hahnemanns Prüfungen ergaben eine Vielfalt von ihnen.[252] Die „Geisteskrankheiten" sind also nichts anderes als Krankheiten des ganzen Organismus, die sich im geistigen Bereich entwickelt haben, die im Intellekt oder den emotionalen Zentren des Körpers „lokalisiert" sind.[60] „Sie machen jedoch keine von den übrigen scharf getrennte Classe von Krankheiten aus, indem auch in jeder der übrigen sogenannten Körperkrankheiten, die Gemüths- und Geistes-Verfassung *allemal* geändert ist, und in allen zu heilenden Krankheitsfällen, der Gemüthszustand des Kranken, als eins der vorzüglichsten mit dem Inbegriff der Symptome aufzunehmen ist, wenn man ein treues Bild von der Krankheit verzeichnen will."[253][61]

---

[60] Deshalb verschwinden die körperlichen Symptome, wenn die geistigen sich verstärken (Hahnemann 1921, § 215).

[61] Hahnemann behandelte psychische und geistige Krankheiten homöopathisch, d.h. nach Ähnlichkeit (Hahnemann 1921, § 230). Beachte die Bedeutung, die er dem „heftigen, zu Zorn geneigtem Gemüthe" der Wäscherin als wahlanzeigend für das Mittel gab.

Hahnemanns Schlüssel zu dem Problem der Klassifikation der Krankheiten liegt in dem Satz: „Die Millionen fast nur einmal in der Welt vorkommenden Krankheitsfälle bedürfen keines Namens – blos der Hülfe." Hahnemann verwarf die rationalistische Technik, eine Ursache zu definieren und von da aus zur Behandlung fortzuschreiten, er akzeptierte das empirische Prinzip, daß die Behandlung auf die Ursache hinweist, daß die Theorie aus der Praxis entsteht, daß durch die Heilung der Arzt dazu kommt, seine Patienten zu verstehen.[62]

Das, wessen der Patient bedarf, kann der Arzt *nur durch seine Mittelkenntnisse* verstehen, d.h. durch die Prüfungen. Wenn er weiß, wie man behandelt, wird er die Natur der Beschwerden des Patienten verstehen und ihre Beziehung zu anderen Krankheiten.

2.6.2 Einzelmittelgabe, Spezifität, chronische und miasmatische Krankheiten

Die Klassen der Krankheiten sind durch die Klassen der Arzneimittel vorgegeben:

> Freilich kann nur ein sehr ansehnlicher Vorrath genau nach dieser, ihrer reinen Wirkungsart in Veränderung des Menschenbefindens gekannter Arzneien uns in den Stand setzen, für *jeden* der unendlich vielen Krankheitszustände in der Natur, für *jedes* Siechthum in der Welt, ein homöopathisches Heilmittel... auszufinden.[254]
> Bei welcher unter diesen, nach ihrer Menschenbefindens-Veränderungs-Kraft ausgeforschten Arzneien, man nun in den von ihr beobachteten Symptomen, das meiste Ähnliche von der Gesammtheit der Symptome einer gegebnen, natürlichen Krankheit antrifft, diese Arznei wird und muß das passendste, das gewißeste homöopathische Heilmittel derselben sein.[255]

Die Arznei, welche homöopathisch für die Krankheit eines bestimmten Patienten ist, heilt diese Krankheit und identifiziert und klassifiziert sie dabei. Das ist die wahre Bedeutung von „Spezifität": Das „Spezifi-

---

[62]) Vergl. Coulter 1975, 262–274.

kum" ist dasjenige Mittel, welches homöopathisch für einen gegebenen „Krankheitsfall" ist.[256]

Ich [erwarte] für keine, so und so genannte Krankheit überhaupt mit allen den Ausdehnungen, Nebenzufällen und Abweichungen überladen, die man in Pathologien nur gar zu gern in ihren essentiellen Charakter, als unveränderliche Pertinenzstücke, unvermerkt einzuschieben pflegt, ein durchgängig specifisches Mittel... So glaube ich auf der andern Seite überzeugt zu seyn, daß es so viel Specifika giebt, als es verschiedene Zustände der einzelnen Krankheiten giebt.[257]

Gott hat für jeden „Krankheitsfall", für jeden kranken Menschen ein Heilmittel geschaffen, *und es ist die Pflicht des Arztes, dieses Mittel zu finden.* „Es bedarf nur noch freier, weiser Männer zu deiner Hülfe, die sich von den allgewaltigen Sclavenketten des alten Vorurtheils und der Theorien loszuwinden, die Kraft haben. Tröste dich, siechende Menschheit!"[258]. „Als wenn der Schöpfer dieser Leidenden nicht auch für sie Hülfsmittel erschaffen hätte, nicht auch für sie der Urquell gränzenloser Güte wäre, gegen welche die zärtlichste Mutterliebe nur Schatten gegen den Glanz der Mittagssonne zu nennen ist."[259]
Als Folge dieses Prinzips ergibt sich, daß jede arzneiliche Substanz sich von jeder anderen unterscheiden muß:

Jedes der mehreren tausend *generum* von Pflanzen muß eine abweichende arzneiliche Wirkung haben; ja auch die Species müssen hierin von einander abweichen, weil schon ihre bleibenden äußeren Verschiedenheiten sie als Wesen abweichender eigener Art ankündigen. Hier ist Fülle und Genüge, hier ist göttlicher Reichthum an Heilkräften![260]
So gewiß jede Pflanzenart in ihrer äußern Gestalt, in der eigenen Art ihres Lebens, in ihrem Geschmacke, Geruche usw. von einer andern Pflanzenart und Gattung, – so gewiß jedes Mineral, jedes Salz in seinen äußern sowohl, als innern physischen Eigenschaften verschieden ist, so gewiß sind sie sämmtlich unter sich selbst, in ihren Arzneikräften, das ist, in ihrer krankmachenden Kraft verschieden; jede dieser Substanzen wirkt auf eine eigene, bestimmte Weise eine Abänderung unseres Gesundheitszustandes.[261]

Jede Pflanze [besitzt] ihre besondere, eigenthümliche, arzneiliche Wirkungsart..., die sich in derselben Qualität bei keiner andern Pflanze in der Welt weiter findet.[262] Keine Substanz in der Natur [hat] dieselben Eigenschaften als die andre..., [kann sie] auch nicht haben..., da sie charakteristisch schon im Äußern verschieden sind, und kein Kalbfleisch zu Schöpsenfleisch oder Schweinefleisch, keine Quecke zur Sassaparille werden kann.[263]

Ebenso wie Krankheit eine Abänderung der dynamischen Kraft ist, die den gesamten Organismus regiert, so ist auch die Arznei eine dynamische Kraft, die als ganze auf den gesamten Organismus in Krankheit und Gesundheit wirkt:

Diese *dynamische* Wirkung der Arzneien ist, so wie die Vitalität selbst, durch die sie auf den Organismus reflectirt wird, fast rein *geistig*... Diese dynamische Eigenschaft ist von solchem Umfange, daß es ganz gleichgültig ist, welcher empfindliche Theil des Körpers vom Arzneimittel berührt werde, um die volle Wirkung hervorzubringen ... gleichgültig, ob die aufgelößte Arznei in den Magen komme, oder blos im Mund bleibe, oder auf eine Wunde, oder eine andere hautlose Stelle gelegt werde.[264]

Der einzelne Krankheitsfall ist geheilt, wenn der Arzt das Einzelmittel gibt, dessen Symptomatologie sich am besten mit der des Patienten deckt [265]. Dies ist keineswegs, darauf bestand Hahnemann, eine „symptomatische Behandlung": „In der Heilung, durch Hinwegnahme des ganzen Inbegriffs der wahrnehmbaren Zeichen und Zufälle der Krankheit, [wird] zugleich die ihr zum Grunde liegende, innere Veränderung der Lebenskraft – also das Total der Krankheit – gehoben."[266] „Es läßt sich nicht denken, auch durch keine Erfahrung in der Welt nachweisen, daß, nach Hebung aller Krankheitssymptome und des ganzen Inbegriffs der wahrnehmbaren Zufälle, etwas anders, als Gesundheit, übrig bliebe oder übrig bleiben könne, so daß die krankhafte Veränderung im Innern ungetilgt geblieben wäre."[267][63]

---

[63] C.W. Hufeland schrieb in einer Kritik: „Die Homöopathik kann die Symptome heben, aber die Krankheit bleibt." Hahnemann kommentierte: Er hält die Krankheit

Das homöopathische Mittel wirkt in dieser Weise kraft des Naturgesetzes: „Eine schwächere dynamische Affection wird im lebenden Organism von einer stärkern dauerhaft ausgelöscht, wenn diese (der Art nach von ihr abweichend) jener sehr ähnlich in ihrer Äußerung ist" [268]. Während krankmachende Einflüsse naturgemäß schwach sind und nur Menschen befallen, die empfänglich sind,[64] sind Arzneimittel in der Lage, auf jeden, dem sie gegeben werden, einzuwirken: Die den Arzneimitteln innewohnende Kraft ist größer, als die krankhaften Schädlichkeiten.[269]

Heilung nach Ähnlichkeit ist somit prinzipiell identisch mit den beobachteten Fällen von Heilung einer bestimmten Krankheit (oder ihrer Folgezustände) durch eine stärkere ähnliche Krankheit.[65]

Hahnemann bestand darauf, daß nur ein einzelnes Mittel auf einmal gegeben wird, und griff seine Kollegen wegen ihrer Arzneigemische an:

Und so wird denn, gleich als selbstständigen Wesen mit freiem Willen, einem jeden Ingredienz in einem vollstimmigen Rezepte seine Pensum ... aufgegeben... Gegen den Reiz zum Erbrechen etwas anderes, für den Durchlauf etwas anderes, für das Abendfieber und die Nachtschweiße etwas anderes, und, wie schwach ist der Kranke! auch Stärkungsmittel müssen dabei seyn, und zwar mehrere, damit, was das eine (uns unwissend) nicht vermag, das andere leiste.[270]

Dies war seiner Meinung nach unlogisch, weil alle Symptome von einer einzigen Ursache herrühren [271]. Und wenn eine einzelne Arznei durch ihre homöopathische Ähnlichkeit mit der Krankheitsursache (d.h. mit den Krankheitssymptomen) alle Heilungserfordernisse erfüllt, muß diese gegeben werden:[272]

Die Natur wirkt nach ewigen Gesetzen, ohne dich zu fragen, ob sie dürfe; sie liebt die Einfachheit und wirkt mit Einem Mittel *viel*, du mit vielen Mitteln *wenig*. Ahme die Natur nach!

„für ein *materielles* Ding..., was nach geschehener Heilung noch in irgend einem Winkel im Innern des Körpers liegen geblieben sein könnte... So kraß ist noch die Verblendung der alten Pathologie!" (Hahnemann 1921, § 8, Fußnote 2).

[64] Vergl. Coulter 1982, 409–411.

[65] S. o. S.374–375.

Vielfach zusammengesetzte Rezepte zu verschreiben, wohl mehrere täglich, ist der Gipfel des Parempirismus; ganz einfache Mittel zu geben, und nicht eher ein andres, bis die Wirkung des erstern exspirirt ist; – dieß, nur dieß führt den geraden Weg in das innere Heiligthum der Kunst. Wähle![273]

Die Verordnung basiert, wie schon beschrieben, auf den *propria* und nicht auf den *communia:* „Der Homöopath [beurtheilt] die grassirende Krankheit nach ihren jedesmaligen Eigenheiten und Äußerungen... , ohne sich durch einen pathologischen Systemnamen zu falscher Behandlung verleiten zu lassen, die er dann nach den vorhandnen Zuständen, Klagen und Beschwerden mittels wohlpassender (specifischer) Heilmittel meist zur erwünschten Genesung bringt" [274]. Und die *propria* jedes einzelnen Mittels unterscheiden sich (von den Prüfungen her gesehen) von den *propria* jedes anderen Mittels [275]. Nur ein einziges Mittel kann den *propria* des Patienten am „ähnlichsten" sein, und dieses Mittel muß verordnet werden.

Ein ebenso wichtiger Grund für die Verschreibung von Einzelmitteln lag darin, daß nur einzelne Substanzen und keine Mischungen geprüft worden waren.[66] Die Kenntnis der Symptomatologie einzelner Substanzen erlaubte es nicht, wenn sie zusammen gegeben wurden, die kombinierte Wirkung vorauszusagen [276], „weil, gesetzt auch, die einfachen Arzneien wären auf ihre reinen, eigenthümlichen Wirkungen, im ungetrübten, gesunden Zustande des Menschen *völlig ausgeprüft*, es doch unmöglich vorauszusehen ist, *wie* zwei und mehrere Arznei-Stoffe in der Zusammensetzung einander in ihren Wirkungen auf den menschlichen Körper hindern und abändern könnten..."[277]

In keinem Fall von Heilung ist es nöthig *und deßhalb allein schon unzulässig,* mehr als *eine einzige, einfache* Arzneisubstanz auf einmal beim Kranken anzuwenden... Da der wahre Heilkünstler bei ganz einfachen, einzeln und unvermischt angewendeten Arzneien schon findet, was er nur wünschen kann..., so wird es ihm nach dem Weisheitsspruche: „daß es unrecht sei durch Vielfaches bewirken zu wollen, was durch Einfaches möglich", nie einfallen, je mehr als einen

---

[66] *Chemische* Verbindungen waren selbstverständlich von Anfang an in der Homöopathie geprüft worden und werden seither ständig benutzt.

einfachen Arzneistoff als Heilmittel auf einmal einzugeben, schon deßhalb nicht, weil... ein einfacher Arzneistoff bei seinem Gebrauche in Krankheiten, deren Symptomen-Inbegriff genau bekannt ist, schon vollständig und allein hilft, wenn er homöopathisch gewählt war.[278]

Bisher hätten die Ärzte Arzneigemische verordnet, weil sie „es unter ihrer Würde halten, eine einzelne einfache Arzneisubstanz, und nichts weiter, in einer Krankheit zu verordnen, und lieber die Kranken sterben, lieber die Arzneikunst ewig Unkunst seyn ließen, ehe sie sich ihres gelehrten Vorrechts begäben, *kunstmäßig zusammengesetzte Formeln* zu verordnen" [279]. Und weil es viel schwieriger ist, das einzelne angezeigte Mittel zu finden, als eine Mischung zu verschreiben: „Dergleichen zu suchen ist uns unbequem, wir verschreiben für jede Rücksicht etwas ins Rezept, und damit haben wir der Schule Genüge geleistet."[280]

Vom Homöopathen wurde erwartet, sich durch keines dieser Motive leiten zu lassen.[67]

Hahnemanns Mißtrauen gegen Spekulationen über Ursachen erstreckte sich auch auf die Entstehungsursache. Auch wenn Krankheit eine Verstimmung der Lebenskraft durch den „feindlichen, dynamischen Einfluß eines krankmachenden Agens" ist [281], war er mehr damit befaßt diese Verstimmung zu beschreiben und das heilende Simillimum zu finden, als die Natur dieser dynamischen Entstehungsursache zu bestimmen.[68]

Dabei wußte er natürlich um die Epidemien und die ansteckenden Krankheiten, die von einer Entstehungsursache abzuhängen scheinen,

---

[67]) Vergl. Coulter 1982, 328–401.
[68]) Allerdings fordert er den Arzt auf, *materielle* Entstehungsursachen zu beseitigen: „Er wird die, Ohnmacht und hysterische Zustände erregenden, stark durftenden Blumen aus dem Zimmer entfernen, den Augen-Entzündung erregenden Splitter aus der Hornhaut ziehen, den Brand drohenden, allzufesten Verband eines verwundeten Gliedes lösen und passender anlegen, die Ohnmacht herbeiführende, verletzte Arterie bloßlegen und unterbinden, verschluckte Belladonna-Beeren usw. durch Erbrechen fortzuschaffen suchen, die in Öffnungen des Körpers (Nase, Schlund, Ohren, Harnröhre, Mastdarm, Scham) gerathenen fremden Substanzen ausziehen, den Blasenstein zermalmen, den verwachsenen After des neugeborenen Kindes öffnen usw." (Hahnemann 1921, § 7, Fußnote). Zur homöopathischen Einschätzung der Mikroorganismen als Entstehungsursache s.u. S. 412*k* und Coulter 1982, 679–680.

welche sich auf viele Menschen in der gleichen Weise auswirkt. Deshalb ergänzte er seine Krankheitslehre durch eine spezielle Behandlung der „miasmatischen" Krankheiten.

„Miasmatische" Krankheiten sind akute Krankheiten, die aus einem „Miasma von gleichbleibender Natur" hervorgehen, sie sind gewöhnlich ansteckend und oft epidemisch.

Wir bemerken einige wenige Krankheiten, die immer von *einer und derselben* Ursache entstehen, z.B. die *miasmatischen:* die Hundswuth, die venerische Krankheit, die levantische Pest, die gelbe Pest, die Menschenpocken, die Kuhpocken, die Masern und einige andere, welche die Auszeichnung an sich tragen, daß sie *eigenartige* Krankheiten bleiben, und, weil sie aus einem, sich immer gleich bleibenden Ansteckungszunder entspringen, auch immer denselben Charakter und Verlauf behalten – einige Zufälligkeiten von Nebenumständen abgerechnet, welche aber die Hauptsache nicht ändern.[282]

Was die acuten Krankheiten betrifft, so [gehören dazu] jene, welche viele Menschen aus ähnlicher Ursache unter sehr ähnlichen Beschwerden *epidemisch* ergreifen, die dann gewöhnlich, wenn sie gedrängte Massen von Menschen überziehen, ansteckend *(contagiös)* zu werden pflegen. Da entstehen Fieber, jedesmal von eigner Natur, und weil die Krankheitsfälle gleichen Ursprungs sind, so versetzen sie auch stets die daran Erkrankten in einen gleichartigen Krankheits-Prozeß... theils sind es auf gleiche Art wiederkehrende, (daher unter einem hergebrachten Namen bekannte) eigenartige, *acute Miasmen,* die entweder den Menschen nur einmal im Leben befallen, wie die Menschenpocken, die Masern, der Keichhusten, das ehemalige glatte, hellrothe Scharlach-Fieber des *Sydenham,* die Mumps usw., oder die oft auf ziemlich ähnliche Weise wiederkehrende, levantische Pest, das gelbe Fieber der Küstenländer, die ostindische Cholera usw.[283]

Die „miasmatische" Krankheit weist also von einem Opfer zum nächsten gewisse wiederkehrende Züge auf, die eine Funktion des zu Grunde liegenden „Miasmas" sind. Hierin unterscheidet sie sich von „alle[n] übrigen Krankheitsfälle[n, die] nur einzeln, das ist, jeder unter einer abweichenden Symptomen-Verbindung in der Natur erscheinen, nie vorher genau so dagewesen sind und genau auf dieselbe Art nie wieder kommen können".[284]

Hahnemann warnt aber davor, sich von dem Wissen um die kausale
Rolle der Miasmen irgendeine therapeutische Hilfe zu versprechen:

Es ist leicht gesagt, daß man die Krätze von Krätzmiasm, die venerische Krankheit vom venerischen Miasm, die Pocken von Pocken-
miasm, das Quartanfieber von Sumpfluft abzuleiten habe. Mit Aus-
sprechung dieser Namen ist nicht der mindeste Schritt zu ihrer näheren Erkenntniß, und ebenso wenig zu ihrer zweckmäßigen Heilung
gethan. Die Krankheitsmiasmen sind uns ihrem innern Wesen nach
so völlig unbekannt, wie die davon entstandenen Krankheiten selbst.
– Unsern Sinnen völlig unerreichbar ist ihr inneres Wesen, und aus
dem was die Schule von ihrer Entstehungsursache weiß, wird nie das
wahre Heilmittel derselben einsichtlich werden.[285]

Denn die miasmatische Krankheit erscheint nicht bei jedem Opfer
genau in der gleichen Form – selbst wenn sie epidemisch ist: „Auch in
diesen allen [gibt es] unbeschreibbare Verschiedenheiten..., die oft die
ganze Sache ändern."[286]
Die miasmatische Krankheit, hervorgerufen durch eine miasmatische Ursache, ist ein Phänomen, das über den einzelnen Kranken
hinausreicht, und die Symptome der „Krankheit" müssen zusammengestellt werden, indem man die Symptome aller an ihr Erkrankten kom-
biniert:

Alle an der... Seuche Erkrankten haben zwar eine aus einer und derselben Quelle geflossene und daher *gleiche* Krankheit; aber der ganze
Umfang einer solchen epidemischen Krankheit und die Gesammtheit ihrer Symptome (deren Kenntniß zur Übersicht des vollständi-
gen Krankheitsbildes gehört, um das für diesen Symptomen-Inbegriff passendste homöopathische Heilmittel wählen zu können) kann
nicht bei einem einzelnen Kranken wahrgenommen, sondern nur aus
den Leiden mehrerer Kranken, von verschiedener Körperbeschaf-
fenheit vollständig abgezogen (abstrahirt) und entnommen werden.[287]
... wie in einem großen epidemischen Typhus (z.B. dem im Jahre
1813), wo der eine Kranke nur an einigen dieser Seuche eignen Symptomen darnieder liegt, ein zweiter Kranker wieder an nur einigen,
aber andern Zufällen leidet, indeß ein dritter, vierter u.s.w. zum Theil

wieder andere, dieser Epidemie zugehörige Übel klagt, während sie doch alle an einem und demselben pestartigen Fieber kranken, und nur die von allen oder vielen dieser Kranken zusammen genommenen Symptome das ganze und vollständige Bild des zur Zeit herrschenden Typhus darstellen.[288]

Hier stützt sich Hahnemann offensichtlich auf seine Erfahrung mit den Prüfungen, bei denen er herausgefunden hatte, daß jede Substanz erst dann ihre volle Symptomatologie hervorbringt, wenn sie an einer ganzen Reihe von Personen geprüft wird:

[Es] kommen nicht alle, einer Arznei eignen Symptome, schon bei Einer Person, auch nicht alle sogleich, oder bei demselben Versuche zum Vorscheine, sondern bei der einen Person dießmal diese, bei einem zweiten und dritten Versuche wieder andere... Der Inbegriff aller Krankheits-Elemente, die eine Arznei zu erzeugen vermag, wird erst durch vielfache, an vielen dazu tauglichen, verschiedenartigen Körpern von Personen beiderlei Geschlechts angestellte Beobachtungen, der Vollständigkeit nahe gebracht.[289]

Die durch ein Miasma (oder eine arzneiliche Substanz während einer Prüfung) hervorgebrachte Krankheit ist also zwar spezifisch in bezug auf ihre Entstehungsursache, kann sich aber in vielerlei Gestalt manifestieren und variiert von einem Kranken (oder Prüfer) zum anderen.
So können nicht alle von einer bestimmten miasmatischen Krankheit Befallene mit der gleichen „spezifischen" Arznei behandelt werden: Es gibt „für die reine Krankheit Spezifika und für die Abweichungen und übrigen unnatürlichen Körperzustände besondere" [290]. Hahnemanns Grundsatz, daß jeder einzelne Fall *jeder* Krankheit ein ähnliches Heilmittel in der Materia Medica hat, gilt auch für die miasmatischen Krankheiten.
Dieser Grundsatz wird aber in zweierlei Hinsicht modifiziert.
Bei miasmatischen Krankheiten kann es vorkommen, daß die Symptome des einzelnen Patienten als Anzeige für die Behandlung allein nicht ausreichen und durch die Symptome anderer an dem gleichen Miasma Leidender ergänzt werden müssen. Bei der Typhusepidemie von 1813 war es so, daß

das, oder die paar homöopathisch gefundenen Heilmittel den ganzen Typhus heilen und daher auch bei jedem einzelnen Kranken sich specifisch hülfreich erweisen, ob er gleich nur an, von denen der Andern abweichenden Symptomen leidet, und fast jeder an einer andern Krankheit zu leiden scheint.[291]

Außerdem sind einige Miasmen stärker als andere und produzieren die Krankheit öfter in relativ „reiner" Form – in welchem Falle sie dann am besten dem klassischen „spezifischen" Heilmittel zugänglich sind. Malaria und Syphilis etwa treten ziemlich oft in reiner Form auf:

Nur die zu große Einfachheit und Selbstständigkeit der Wechselfieber und der venerischen Krankheit konnten Gegenmittel finden, die sich in den Augen vieler Ärzte als spezifisch qualificirten, da die Abweichungen in diesen Krankheiten weit seltener oder unbedeutender zu seyn pflegen, als in andern, folglich auch Rinde und Quecksilber weit öfter helfen, als nicht helfen mußten. Aber spezifisch sind weder die Rinde im Wechselfieber weitläufigsten Verstandes, noch das Quecksilber in der venerischen Krankheit weitläufigsten Verstandes; spezifisch aber vermuthlich in beiden Krankheiten, wenn sie einfach, rein und von allen Komplicationen abgesondert genommen werden.[292]

Gleiches gilt für Pocken, Masern und andere Krankheiten.[293]
Das grundlegende Prinzip Hahnemanns bleibt aber gültig: Jeder Fall einer misasmatischen Erkrankung muß sorgfältig vom Arzt untersucht werden, damit sichergestellt ist, ob die Symptome die Verschreibung des üblichen „Spezifikums" rechtfertigen. Wenn nicht, muß er sich anderswo nach dem ähnlichen Mittel umsehen:

Nur Schade, daß man nicht einsah, *warum* z.B. von den etwa 1/15 aller der sogenannten Wechselfieber, gegen die Rinde nichts vermochte, drei Fünfzehntel Krähenaugen, oder bittre Mandeln, andere Fünfzehntel Mohnsaft, ein anderes Fünfzehntel Aderlaß und noch ein anderes Fünfzehntel kleine Gaben Brechwurzel zur Heilung erforderten! Man begnügte sich zu sagen, „Rinde half nicht, aber Ignazbohne half"; *warum,* das hören wir nicht deutlich. War es ein reines Wechselfieber, so mußte Rinde helfen; bei der Komplication mit übermäßiger Reizbarkeit, vorzüglich der ersten Wege aber, war es kein reines Wechselfieber mehr, da konnte sie nicht helfen, da mußte man *aus Gründen* Ignazbohne, Krähenaugen oder bittere Mandeln, je nach dem verschiedenen Körperzustande, zum Heilmittel oder Beimittel wählen, und durfte und sollte sich gar nicht wundern, daß Rinde nicht half.[294]

Ebenso wie das Miasma sich räumlich ausbreiten kann, kann es sich in der Zeit ausdehnen, es wird zu einem „sich immer gleich bleibende[n] Übel, ... von *einem,* durch alle Generationen sich *gleich bleibenden Miasm erzeugt".*[295]

Die Existenz „chronischer Krankheiten" führte zu einer zweiten Modifikation von Hahnemanns Lehre.

Nachdem er mehrere Jahrzehnte homöopathisch behandelt hatte und feststellen mußte, daß in bestimmten Fällen die Heilung nicht dauerhaft war, zog Hahnemann daraus den Schluß, daß das Versagen an dem Vorhandensein einer zugrundeliegenden, angeborenen chronischen Krankheit liegen mußte[296]. Diese chronische Krankheit mußte zuerst mit den für sie spezifischen Arzneimitteln behandelt werden; wenn der Patient die chronische Krankheit abgelegt hatte, ließen sich die folgenden akuten Krankheiten, die nicht länger durch die chronische Krankheit kompliziert waren, leichter erfolgreich behandeln.[297]

Hahnemann kam zu der Auffassung, daß drei chronische Hauptkrankheiten existierten: Psora, Syphilis und Gonorrhoe (die er Sycosis nannte).[69]

Die Psora ist die bei weitem verbreitetste Krankheit von den dreien. Sie liegt sieben Achteln aller chronischen Krankheiten zu Grunde. Sie ist ein uraltes Miasma, das in verschiedenen geschichtlichen Epochen unterschiedliche Formen angenommen hat, von der Lepra des Mittelal-

---

[69] Hahnemann wandte sich also gegen John Hunters Theorie, daß Syphilis und Gonorrhoe identisch seien (und damit auch gegen seine eigenen früheren Ansichten). Er ist der erste, der erkannt hat, daß es sich um zwei unterschiedliche Krankheiten handelt. Landläufig wird die Priorität für diese Entdeckung Philippe Ricord (1799–1889) aus der Pariser Schule zugesprochen, dessen *Traite Pratique des Maladies Veneriennes* 1838 erschien. Es ist sehr wahrscheinlich, daß dieser Gedanke, wie so viele andere, die zu jener Zeit in die Pariser Medizin Eingang fanden, von der Homöopathie kam. Hahnemanns *Chronische Krankheiten* waren 1832 auf Französisch erschienen (*Doctrine et Traitement Homoeopathique des Maladies Chroniques.* 2 Bände. Bailliere, Paris, 1832).

ters über verschiedene Formen von Erysipelen zur weniger virulenten, aber trotzdem ernsthaften und sogar tödlichen Scabies.[70]

Syphilis und Gonorrhö waren erst später im sechzehnten Jahrhundert aufgetreten, hatten in der europäischen Bevölkerung Wurzeln gefaßt und verbreiteten sich von Generation zu Generation.[71]

Diese chronischen Krankheiten dauern besonders auch wegen der falschen (d.h. unterdrückenden) Behandlung fort.[298][72]

Sie nehmen bei den einzelnen Kranken eine unendliche Vielzahl von Formen an, wie die anderen miasmatischen Krankheiten auch, deren vollständige Symptomatologie sich nur in einer großen Gruppe von Opfern manifestiert, und Hahnemann schrieb ihre Symptome in fünf Bänden nieder.[299]

Zwar empfahl er eine ganze Reihe von Mitteln für die Behandlung dieser drei chronischen Krankheiten, doch waren die Hauptmittel Sulphur (Psora), Mercur (Syphilis) und Thuja (Sykosis) [300][73]. Besonders wandte er sich gegen Schwefelsalben bei Psora, Quecksilbersalben bei Syphilis und gegen eine chirurgische Entfernung der Hautauswüchse (Warzen, Schanker, Bubonen) bei Syphilis und Gonorrhö, weil er darin eine unterdrückende Behandlung sah, die den Zustand nur verschlimmert. Er nannte diese Hautsymptome insofern gutartig, als sie die innere Krankheit ausbalancieren und binden, so daß sie, vorausgesetzt man

---

[70]) Scabies („Jucken", *die Krätze, dartes, teigne, gale)* wird in der Literatur zwar oft humoristisch abgehandelt, war aber für die, die daran litten, keineswegs eine scherzhafte Sache. J.F.Autenriet schätzte 1807, daß 15% jeder Generation (die er mit 30 Lebensjahren ansetzte) einmal oder mehrmals an Scabies erkrankt war, und daß 1% jeder Generation daran starb. Von den 1,2 Millionen Einwohnern Württembergs waren damals 6400 an Scabies erkrankt und 420 starben jährlich daran *(Versuche für die praktische Heilkunde,* Cotta, Tübingen 1807, 233–234). Zum Thema Scabies vergl. auch Coulter 1977, 468.

[71]) Zum Thema der venerischen Krankheiten s.u. S. 130–132 und Coulter 1977, 466.

[72]) Eine weitere mächtige Quelle für chronische Krankheiten war natürlich die falsche (d.h. unterdrückende) Behandlung akuter Krankheiten. Sie wurden von Hahnemanns Theorie der chronischen Krankheiten nicht erfaßt, denn sie traten in solcher Vielfalt auf, daß es unmöglich war, sie zu erforschen, und Hahnemann bekannte selbst, sie nicht wirklich heilen zu können (Hahnemann 1921, § 74, 75; Hahnemann 1831, *Die Allöopathie).* Quecksilber, vor dem Hahnemann 1789 warnte, daß es „die Fibern in eine krankhaft reizbare Schwingung" versetze und „die Quelle von allerhand chronischen schwerheilbaren Krankheiten" sei, wurde von den Ärzten noch Jahrzehnte lang und in den Vereinigten Staaten noch ein ganzes Jahrhundert großzügig verwendet (Hahnemann 1789, 260; vergl. Coulter 1982, 245–246).

[73]) Man mag hier Parallelen zu Salz, Sulphur und Mercur des Paracelsus sehen.

läßt die Haut in Ruhe, gar nicht oder wenigstens langsamer fortschreiten [301]. Einreibungen, Salben und Exzisionen beschleunigen nur das Fortschreiten der inneren Erkrankung.[302][74]

Hahnemanns Gedanken über die chronischen Krankheiten wurden der Welt in seinem letzten zu Lebzeiten veröffentlichten Werk präsentiert: *Die chronischen Krankheiten, ihre eigenthümliche Natur und homöopathische Heilung* (1828) [303]. „Nicht leicht hat ein Buch mehr Aufsehen in der medizinischen Welt erregt als Hahnemanns ‚Chronische Krankheiten'. Seine Auffassungen von diesen Krankheiten und namentlich seine Psoralehre haben von ihrem ersten öffentlichen Bekanntwerden an die Geister von Freund und Feind in höchstem Maße bewegt: viele seiner Anhänger und Schüler haben ihm in diesem Punkte die weitere Nachfolge versagt, den Gegnern sind seine Anschauungen fast noch verrückter erschienen als die hohen Arzneiverdünnungen der Homöopathie, und fast ein Jahrhundert lang sind sie die beliebteste Zielscheibe ihres Hohnes und Spottes geblieben" [304]. Die 1837 in Frankfurt a.M. stattfindende Zentralversammlung verurteilte förmlich das Konzept der chronischen Krankheiten.[305][75]

In der Sache und historisch beurteilt war diese heftige Opposition jedoch unberechtigt. Hahnemanns Theorie der chronischen Krankheiten war eine logische Entwicklung seiner eigenen Gedanken und spielgelte Tendenzen wider, die zu jener Zeit auch auf anderen Gebieten der Medizin einsetzten.

---

[74] s.u. S. 131–132.

[75] Scabies wurde gewöhnlich als eine örtliche Krankheit der Haut betrachtet (vergl. z.B. Cullen 1793, 176), und Jahrzehnte lang hielt man Hahnemanns Theorie der chronischen Krankheiten für eine „Phantasie" – speziell die Psora schrieb man der Krätze-Milbe zu (vergl. Puschmann 1905, III, 433). Pflichtbewußt ist dieser Umstand von den Medizinhistorikern weiter verbreitet worden: „Die aufgeklärteren Homöopathen machten sich zusammen mit anderen aufgeklärten Ärzten über die ganze Lehre lustig, besonders weil die Krätze-Milbe, die anerkannte Ursache der Scabies, zu jener Zeit bestens bekannt war" (King 1958, 185). Die moderne Forschung stützt aber Hahnemanns Auffassung, indem sie die Krankheit für erblich hält: „Der einzige allgemein anerkannte ätiologische Faktor ist die Heredität" (Editorial: „Psoriasis" in *British Medical Journal,* 16 November, 1974, 365). 75 Millionen Personen sind weltweit von ihr befallen, die Behandlung der 5–8 Millionen erkrankter US-Amerikaner kostet etwa 1 *Milliarde* $ jährlich und ist anerkanntermaßen unwirksam und oft gefährlich.

2.6.3 Verkleinerung der Dosis, Dynamisation, Gifte und Arzneien

In den Anfängen seiner Praxis verwendete Hahnemann Dosen, die denen seiner ärztlichen Kollegen vergleichbar waren: 5–50 Gran (0,25–2,5 Gramm) Antimon, 20–70 Gran (1,0–3,5 Gramm) Jalappawurzel, gefleckter Schierling in einer Steigerung von 4 Gran täglich, täglich 12–15 Gran der gepulverten Blätter und Wurzeln von *Belladonna*, Chinarinde 1 1/2 bis 2 1/2 Unzen (45–75 Gramm) täglich [306]. In seinem *Versuch* von 1796 erwähnt er mäßige Gaben [307]. 1799 erwähnt er zum ersten Mal das Prinzip der unendlich kleinen Gaben und nach 1800 wurde die Gabengröße allmählich immer mehr reduziert [308]. Im Jahre 1800 erwähnt er eine Gabe Arsen von einem Zehnmillionstel der üblichen Größe [309]. 1801 behandelte er Scharlachfieber mit Gaben von einem Tropfen einer Opiumtinktur (jeder Tropfen enthielt ein Fünfmillionstel eines Grans) und gab vorbeugend 1/432 000 Gran eines Dicksaftes von *Belladonna*.[310]

Diese Reduzierung ging offensichtlich auf Hahnemanns Beobachtung zurück, daß nach dem Similegesetz angewandte substantielle Gaben heftige Verschlimmerungen der Symptome hervorriefen.[311] Als er diesen Weg einmal eingeschlagen hatte, führte ihn seine natürliche Neugier dazu, die Grenzen zu suchen. Er behauptete, daß die arzneiliche Wirkung auf Qualität und nicht auf Quantität beruht, und daß sie immer vorhanden bleibt, gleichgültig wie klein die Menge der verordneten Arznei sei [312][76]. Letztlich wurde die Anwendung unendlich kleiner Gaben durch die Erfahrung gerechtfertigt.[313]

Hat uns die Natur etwa das Gesetz gegeben, einen... Gran für die kleinste und passendste Gabe aller, auch der kräftigsten Arzneien zu halten? Hat sie nicht Kenntnisse und Mittel in unsere Hände gegeben,

---

[76]) Die Unterscheidung zwischen „Qualität" und „Quantität" verdankte Hahnemann vielleicht John Hunter, der beobachtet hatte, daß eine Ansteckung mit der venerischen Krankheit von der Art des Giftes und nicht von seiner Menge abhängt *(Works,* II, 142). Ein gewisser General von Korsakoff, der in der russischen Homöopathie aktiv war, vermutete 1832, daß die Kraft der starken Verdünnungen Ergebnis einer Art von Infektion oder Übertragung der Arzneikraft auf den unarzneilichen Träger, in der Art einer ansteckenden Krankheit sei (Hahnemann 1852, 763; vergl. auch Coulter 1982, 493–494).

um die kräftigeren und kräftigsten Substanzen in kleineren und kleinsten Gaben einzurichten und sie zu einem Zehntelgrane, die kräftigeren zu einem Hundertelgrane, einem Tausendelgrane, die hochkräftigen zu einem Million-Billion- auch wohl zu einem Trilliontelgrane, Quadrilliontelgrane und Quintilliontelgrane?[314]

Alle Gaben rufen primäre Symptome (Erstwirkung) hervor, während wahrnehmbare sekundäre Symptome (Nachwirkung) nur durch große Gaben hervorgerufen werden [315]. Kleine Gaben ergeben keine wahrnehmbare Nachwirkung, sondern führen zu einer allmählichen Wiederherstellung der Gesundheit.[316]

Die angemessene Dosis in einem bestimmten Krankheitsfall ist „nicht das Werk theoretischer Mutmaßung... Einzig nur Versuche, sorgfältige Beobachtung der Erregbarkeit jedes Kranken und richtige Erfahrung können dies in jedem besondern Falle bestimmen."[317]

Der zweite Band von *Reine Arzneimittellehre* (1816) gab detaillierte Anweisungen für die Herstellung kleiner Gaben bis zum Dezillionstel eines Gran [318]. Hahnemanns Technik bestand darin, einen Teil Arznei mit 99 Teilen Milchzucker (bei trockener) oder 99 Teilen Alkohol (bei flüssiger Arznei) zusammen zu geben und dann eine Zeit lang, bis alles gut vermischt war, zu verreiben bzw. zu verschütteln. Dies bildete die erste „Centesimalverdünnung". *Ein* Teil dieser Mischung wurde dann wiederum zu 99 Teilen Milchzucker oder Alkohol gegeben und anschließend wieder verrieben oder verschüttelt, was die zweite Centesimalverdünnung ergab. Und so ging es weiter abwärts (bzw. aufwärts) bis zur 30. Centesimalverdünnung, die Hahnemann lange Zeit als Grenze der Verdünnung von Arzneien empfahl, obwohl er zeitweilig darüber hinausging.[319]

Weil die Avogadrosche Grenze (der Verdünnungsgrad, bei dem statistisch keine Spur der arzneilichen Ausgangssubstanz mehr in der Verdünnung erwartet werden kann) bei der 12. Centesimal- (C 12) oder der 24. Dezimalverdünnung (D 24) erreicht ist, bewirkte dieser Aspekt der Hahnemannschen Lehre außerhalb der Reihen seiner Anhänger Heiterkeit und innerhalb eine gewisse Bestürzung. Einige besonders treue Anhänger begannen aber noch über die C 30 hinauszugehen. Der russische General von Korsakoff ging bis zur C 1500, Equerry Jenichen trieb die Verdünnungen bis zur C 2500, C 8000, ja sogar bis zur

C16000 [320][77]. Hahnemann antwortete 1829 in einem Brief an einen Schüler aus Lemberg: „Ich billige es nicht, wenn Sie die Arzneien höher [als bis zur C30] potenziren wollen – *einmal* muß doch die Sache ein Ziel haben und kann nicht bis ins Unendliche gehen."[321]

In demselben Brief schlug er vor, die C30 zur Normaldosis zu machen, denn dann „entsteht ein gleichartiges Verfahren in den Kuren aller Homöopathiker, und wenn sie eine Heilung beschreiben, so können wir etwas davon nachmachen, da sie, wie wir, mit gleichen Werkzeugen operiren... Dann können uns auch die Feinde nicht vorwerfen, wir hätten nichts Bestimmtes, keine feste Norm" [322]. Dieser Vorschlag stieß bei seinen Anhängern nie auf Gegenliebe, und seit Hahnemanns Zeiten werden Gaben weit oberhalb der C 30 von den Homöopathen verordnet.[78]

Das Problem der Gabengröße wurde noch weiter verkompliziert durch die mit ihm verbundene Lehre der „Dynamisation", d.h. daß in Wirklichkeit die auf jeder Stufe der Verdünnung stattfindende Verreibung (bei trockenen Substanzen) oder Verschüttelung (bei Flüssigkeiten) die Kraft der Arznei *verstärkt* – so daß die C 2 kräftiger als die C 1 und die C 10, C 20 oder C 30 noch kräftiger sind [323][79]. In einer frühen Schrift von 1801 erklärt Hahnemann das damit, daß die Verdünnung bei ihrem Durchgang durch den Organismus weit mehr Punkte berührt [324]. Im 6. *Organon* spricht er dann schließlich davon, daß Verreiben und Verschütteln die „innern, geistartigen" Kräfte der Arznei entwickeln, was mit seiner Annahme vereinbar ist, daß die Arzneien durch ihre geistartige oder dynamische Kraft auf den Organismus einwirken.[325][80]

---

[77]) R.E. Dudgeon macht hierzu die Anmerkung, daß Jenichen sich glücklicherweise erschoß, als er die C 16000 erreicht hatte, man könne nämlich sonst nicht sagen, wo er aufgehört hätte *(Theory and Practice of Homoeopathy* [London 1854], 355.)

[78]) Diese Frage war eine Ursache für die Zwietracht unter den Homöopathen im späten neunzehnten Jahrhundert (Coulter 1982, 328–401).

[79]) Hahnemann schrieb: „daß die... Entwickelung der geistigen Kraft der Arzneien durch das vervielfachte und fortgesetzte *Reiben und Schütteln* eines kleinen Theils Arznei-Substanz mit mehr und mehr trocknen oder flüssigen unarzneilichen Substanzen zu jener Höhe unstreitig *zu den größten Entdeckungen* dieses Zeitalters gezählt zu werden verdient" (Hahnemann 1827, *Reine Arzneimittellehre,* Band 6, VII). Allerdings haben sowohl Paracelsus als auch Stahl schon die Möglichkeit angedeutet, die geistige Kraft einer Arznei zu verstärken *(Theoria Medica Vera,* II, 39; Coulter 1975, 421 ff.).

[80]) Aus diesem Grund warnt Hahnemann davor, flüssige Arzneien über längere Strecken zu verschiffen, weil „potenzirte Arznei-Flüssigkeit beim Transporte unzählige

Wenn Kritiker spotteten, die Herstellung einer typischen „hohen" Verdünnung entspreche dem Einträufeln eines Tropfens Arznei in den Genfer See oder den Baltischen Meerbusen, entgegnete Hahnemann, der Vorgang umfasse mehr, als das bloße Mischen der Arznei mit einer Flüssigkeit: „vielmehr entsteht durch das fortgesetzte *Schütteln* oder *Reiben* nicht nur die innigste Mischung, sondern zugleich – was die Hauptsache ist – eine so große, bisher ganz unbekannte, nie geahnte Veränderung in Aufschließung und Entwickelung der dynamischen Kräfte der so bearbeiteten Arznei-Substanz, daß es Erstaunen erregt" [326]. Die klarste Unterscheidung zwischen *Verdünnung* und *Potenzierung* macht er schließlich im 6. *Organon:*

Man hört noch täglich die homöopathischen Arzneipotenzen *bloß Verdünnungen* nennen, da sie doch das Gegentheil derselben, d.i. wahre Aufschließung der Natur-Stoffe und zu Tage-Förderung und Offenbarung der in ihrem innern Wesen verborgen gelegenen, specifischen Arzneikräfte sind, durch Reiben und Schütteln bewirkt, wobei ein zu Hülfe genommenes, unarzneiliches Verdünnungs-Medium bloß als *Neben-Bedingung* hinzutritt.[327]

Ein interessantes Nebenprodukt der Lehre von der Dynamisation war, daß in natürlichem Zustand träge Substanzen, wie Gold, Silber, Silica usw., arzneiliche Kräfte entwickeln, wenn sie mit Milchzucker verrieben werden [328]. Als eine Indikation für potenziertes metallisches Gold gibt Hahnemann Selbstmordneigungen an.[329]

Die Verkleinerung der Gaben durch Hahnemann machte die systematische Verwendung von Giften in der Medizin möglich. Zwar war dies von von Stoerk und anderen empfohlen worden [81], es ließ sich aber nicht praktizieren, solange man große Dosen für nötig hielt. Verdünnt und dynamisiert konnten Gifte aber nun auf ihre Heilkräfte geprüft wer-

---

Mal mehr geschüttelt und auf einer weiten Reise so hoch potenzirt [wird], daß sie nach ihrer Ankunft, ihrer Überkräfigkeit wegen, fast nicht mehr, wenigstens nicht bei zärtlichen Kranken, gebraucht werden kann, wie vielfältige Erfahrung dargethan hat" (*Briefliche Mittheilungen.* Archiv d. hom. Heilkunde, VIII [1829], pt. 2, 162–164, 163–164).

[81] Vergl. z.B. Melchior Frick *Tractus Medicus de Virtute Veneniorum Medica,* und die Schriften Anton von Stoerks (zusammengestellt in H.Piedvache *Etudes de Thérapeutique Experimentale,* Paris 1887).

den. Hahnemann kommt zu dem Schluß, ein „Gift" sei lediglich eine arzneiliche Substanz, die falsch angewendet, d.h. in zu großen Gaben verabreicht werde: „Unpassende Wahl, unrechte Form und übermäßige Menge aller nur einigermaßen kräftigen Arzneien macht sie verderblich, mit einem Worte zu dem, was der Pöbel Gifte nennt. Bloß durch unrechten Gebrauch werden Arzneien zu Giften; an sich selbst sind keine Arzneien Gifte."[330] Gifte sind „Substanzen, deren Kraft in Umänderung des menschlichen Organismus notorisch, und deren Arzneikraft folglich außer Zweifel ist", deshalb könne kein vernünftiger Mann „jene Schätze *uns* noch fehlender Heilwirkung" vernachlässigen. „So wird auch für uns eine Zeit folgen, wo unsere klügern Nachkommen uns theils bedauern, theils verlachen werden, daß wir gerade die kräftigsten Heilmittel in Einfalt verketzern." „Wo der Pöbel nur Gegenstände des Abscheus zu erblicken wähnt, da sieht der Weise Gegenstände der tiefsten Verehrung und nützt sie unter Anbetung des ewigen Quelles der Liebe. *Sapere aude!"* [331]

Das homöopathische Arzneibuch enthielt später Dutzende der stärksten Gifte: *Belladonna,* Aconit, Arsen, Strychnin, Schlangen- und Spinnengifte, den Speichel tollwütiger Hunde usw.[82]

2.7 Die *physis* in der homöopathischen Lehre

Viel Kritik wurde von allopathischer Seite im neunzehnten Jahrhundert daran geübt, daß die Homöopathie angeblich die natürlichen Selbstheilungskräfte des Organismus leugne [332]. Noch 1910 schrieb ein Professor für Pharmakologie an der Universität Halle:

---

[82]) Hahnemann schreibt: „Die Gönner neuer Arzneien begehen gewöhnlich den Fehler, die widrigen Phänomene der von ihnen in Schutz genommenen Arzneien, ganz wider den Zweck, sorgfältig zu verhehlen." Gerade diese Wirkungen („Nebenwirkungen", giftige Wirkungen) sind es, die der Arzt für eine korrekte Anwendung der Mittel braucht: „Wäre diese Verheimlichung nicht, so könnten wir z.B. nach den krankhaften Wirkungen, die die Rinde des *Roßkestenäschels (Aesculus Hippocastanum)* erregen mag, die Arzneikräfte würdigen" (Hahnemann 1829, I, 192). Nach der homöopathischen Theorie sind die „Nebenwirkungen" also die sichersten Indikationen für die therapeutische Anwendung.

Die Geschichte der homöopathischen Materia medica im neunzehnten Jahrhundert wird besprochen in: Harris L. Coulter *Homoeopathic Influences in Nineteenth-Century Allopathic Therapeutics* (Washington 1973).

Als vor einem Jahrhundert Hahnemann die sogenannte homöopathische Lehre zu begründen suchte, da führte er als Fundamental-
prinzip den Satz an: „Es gibt keine Naturheilung, heilen kann nur der
Arzt mit seinen homöopathischen Mitteln. Ein unsinnigeres Wort ist
wohl noch selten ausgesprochen worden.[333]

Eine derartige Äußerung wäre tatsächlich unsinnig, nur hatte Hahnemann sie nie getan. Richtig ist aber, daß viele Anhänger durch seine Haltung zur *physis* verwirrt waren.

Die empirische Tradition akzeptierte selbstverständlich die *physis*
und interpretierte die Symptome des Patienten als Anstrengung der *physis,* die Krankeit zu überwinden. Die Symptome waren also etwas Gut-
artiges, und die Behandlung zielte darauf, sie zu intensivieren und ihre
Entwicklung zu fördern.

Hahnemanns Ansatz unterschied sich hiervon insofern, als er zwar
die Existenz einer Lebenskraft im Organismus anerkannte, die Symptome aber teils als einen Angriff der Krankheit, teils als Heilanstrengung der Lebenskraft deutete:

Der innere Vorgang in Krankheiten wird nur durch die wahrnehm-
baren Veränderungen... kund..., so daß wir in jedem vorliegenden
Falle nicht einmal erfahren, welche von den Krankheits-Symptomen
Primärwirkung der krankhaften Schädlichkeit, oder welche Reaction
der Lebenskraft zur Selbsthülfe seyen. Beide fließen vor unsern
Augen in einander.[334][83]

Der Rest seiner Ansichten über die *physis* ergab sich aus dieser
Anfangsposition.

Im Prinzip ist die angeborene Lebenskraft ziemlich schwach und
unfähig, sich aus eigener Anstrengung zu heilen: „Denn besäße die

---

[83]) Hier scheint er die Krankheitssymptome (wie die Prüfungssymptome) in „primäre"
und „sekundäre" zu unterteilen, wobei erstere die Symptome des krankhaften,
schädlichen Einflusses, letztere die Reaktion des Organismus sind. Dieser Aspekt der
homöopathischen Lehre wurde jedoch nie weiterentwickelt, und alle Symptome
wurden als Produkt der Reaktionskraft des Organismus angesehen (s.u. S. 122).
Auch van Helmont hatte angenommen, daß ein Teil des *Archeus* infiziert ist,
während der Rest gegen die Infektion kämpft (*Oriatrike,* 531; vergl. auch Coulter
1977, 34).

hiezu eine musterhafte Fähigkeit, so würde sie den Organism gar nicht haben krank werden lassen" [335]. Die „Krankheit" ist eine Behinderung der Lebenskraft selbst:

[Die] Bestrebungen [sich selbst aus Krankheit zu retten] sind ja eben die Krankheit selbst und die krankhaft afficirte Lebenskraft ist die Erzeugerin der sich offenbarenden Krankheit![336]
Was die rohe Natur thut, um sich in Krankheiten zu helfen, in acuten sowohl als vielmehr in chronischen, [ist] höchst unvollkommen *und selbst Krankheit.*[337]
Die natürliche Krankheit ist... von einer geistartigen, feindlichen Potenz erzeugt, die wie durch eine Art von Ansteckung, das im ganzen Organism herrschende, geistartige Lebensprinzip in seinem instinktartigen Walten stört, als ein böser Geist quält und es zwingt, gewisse Leiden und Unordnungen im Gange des Lebens zu erzeugen.[338]

Deshalb kann man nicht auf die *physis* als einen wirksamen Heilungsfaktor bauen:

Zum Heilen besitzt die krankhafte verstimmte Lebenskraft so wenig nachahmenswerte Fähigkeit, daß alle von ihr im Organism erzeugten Befindens-Veränderungen und Symptome ja eben die Krankheit selbst sind! Welcher verständige Arzt wollte sie wohl im Heilen nachahmen, wenn er nicht seinen Kranken aufopfern will?[339]

Wenn sie eine Heilung erzielt, ist der Prozeß langwierig und kostspielig, er schwächt den Patienten, schädigt den Organismus noch zusätzlich und führt zu neuen Leiden:

[Die] rohe Natur [vermag] klaffende Wundlefzen nicht wie ein verständiger Wundarzt an einander zu bringen und durch Vereinigung zu heilen ..., [sie weiß] schief von einander abstehende Knochen-Bruch-Enden, so viel sie auch Knochen-Gallerte (oft zum Überfluß) ausschwitzen läßt, nicht gerade zu richten und auf einander zu passen..., [kann] keine verletzte Arterie unterbinden, sondern [macht] den Verletzten in ihrer Energie zu Tode bluten... [sie] versteht [nicht], einen ausgefallenen Schulter-Kopf wieder einzurenken, wohl aber durch bald umher zuwege gebrachte Geschwulst die Kunst am Einrenken [zu hindern] ... um einen in die Hornhaut eingestochenen Splitter zu entfernen, [zerstört sie] das ganze Auge durch Vereiterung und [weiß] einen eingeklemmten Leisten-Bruch mit aller Anstrengung doch nur durch Brand der Gedärme und Tod zu lösen... oft [macht sie] in dynamischen Krankheiten durch ihre Metaschematismen die Kranken weit unglücklicher ..., als sie vorher waren.[340]

Besonders chronischen Krankheiten kann die Lebenskraft nicht widerstehen:

Die chronischen Miasmen (Psora, Syphilis, Sykosis), *nimmt die verstandlose Lebenskraft im Körper ohne Bedenken auf,* vermag aber keins derselben nicht einmal zu mindern, geschweige denn eigenthätig wieder aus dem Organism zu entfernen; vielmehr läßt sie dieselben darin wuchern, bis der Tod oft nach einer traurigen, langen Lebenszeit dem Leidenden die Augen schließt.[341]

Obwohl er also eine Heilung durch die Lebenskraft mittels *coctio, crisis* und *evacuatio* anerkannte [342], hielt er deren Methoden für minderwertig. Viel wichtiger aber war ihm (und daher die lange Passage über die Lebenskraft in der Einleitung zum *Organon),* daß die Versuche der Ärzte, die Lebenskraft zu imitieren, nicht gleichbedeutend mit ähnlichen spontan stattfindenden Vorgängen seien:

Wir sollten ihre kritischen Schweiße, ihren kritischen Harn, ihre kritischen Abscesse, der Ohr- und Leistendrüsen, ihr kritisches Nasenbluten nicht nachahmen können... Ich wundre mich daher, daß die Arzneikunst sich so selten über die Nachahmung dieser rohen Veranstaltungen erhoben hat, ... Gleich als wenn diese unvollkommenen und erzwungenen Nachahmungen dasselbe wären, als wie die vitale Natur in der verborgenen Werkstätte aus eignem, freiwilligem Triebe durch die Krisen thut! Oder, als wenn diese Krisen die bestmöglichste Besiegung der Krankheit und nicht vielmehr Beweise von der (absichtlich von oben verstatteten) Unvollkommenheit und therapeutischen Unmacht unserer, sich selbst überlassenen Natur wären![343]

Die Allöopathie der alten Schule überschätzte nicht nur bei weitem diese Anstrengung der rohen automatischen Naturkraft, sondern mißdeutete sie gänzlich, hielt sie fälschlich für ächt heilsam, und suchte sie zu erhöhen und zu befördern, in dem Wahne, dadurch vielleicht das ganze Übel vernichten und gründlich heilen zu können... Fast in allen Fällen, wo die kranke Lebenskraft zur Beschwichtigung eines innern, gefährlichen Leidens etwas Blut auszuleeren suchte durch Erbrechen, durch Husten usw., beeiferte sich der Arzt alter Schule, *duce natura,* diese vermeintlich heilsamen Natur-Bestrebungen zu befördern und ließ reichlich Blut aus der Ader, nie ohne Nachtheil für die Folge und mit offenbarer Schwächung des Körpers. Bei öftern, chronischen Übelkeiten erregte er, in der Meinung, die Absichten der Natur zu befördern, starke Ausleerung aus dem Magen und gab tüchtig zu brechen – nie mit gutem Erfolge, oft mit übeln, nicht selten mit gefährlichen, ja tödtlichen Folgen.[344]

Am wichtigsten aber ist Hahnemanns Gefühl, daß die Sendung des Arztes sich nicht darin erschöpft, lediglich die unvollkommenen Anstrengungen der Natur zu imitieren:

[Gott] erlaubt nicht, uns der sogenannten Krisen, wie die Natur, zur Heilung einer Menge von Fiebern zu bedienen... aber er giebt dem Forscher Hülfsmittel in den Sinn, die Fieber eher zu heilen, als der Körperorganismus Krisen zu veranstalten im Stande ist, und sie gewisser, leichter, und mit wenigeren Schmerzen, mit geringerer Gefahr des Lebens und mit wenigeren Nachwehen zu heilen, als die bloße Naturkraft durch Krisen vermag.[345]
Nein! wahre Heilkunst ist jenes nachdenkliche Geschäft, was dem höhern Menschen-Geiste, der freien Überlegung, und dem wählenden, nach Gründen entscheidenden Verstande obliegt, um jene instinktartige und verstand- und bewußtlose, aber automatisch energische Lebenskraft, wenn sie durch Krankheit zu innormaler Thätigkeit verstimmt worden, ... umzustimmen.[346]

Nachdem er die *physis* zur Haustüre hinausgeworfen hat, läßt Hahnemann sie durch den Hintereingang wieder herein, über seine Lehre von den primären und sekundären Symptomen. Die sekundären Symptome repräsentieren die Reaktion der Lebenskraft:

Können wir Ärzte aber dieser instinktartigen Lebenskraft ihren Krankheits-Feind, durch Einwirkung homöopathischer Arzneien auf sie... vorhalten und entgegenstellen..., so veranlassen und zwingen wir nach und nach diese instinktartige Lebenskraft, allmälig ihre Energie zu erhöhen..., daß sie endlich weit stärker, als die ursprüngliche Krankheit war, daß sie wieder Selbstherrscherin in ihrem Organismus werden, selbst wieder die Zügel der Gesundheits-Führung halten und fernerhin leiten kann, indess die Scheinvergrößerung der Krankheit, durch die homöopathischen Arzneien erzeugt, von selbst verschwindet, sobald wir, beim Erblicken der hergestellten Übermacht der Lebenskraft, das ist, der hergestellten Gesundheit, aufhören, diese Mittel zu geben.[347][84)]

Es ist die Lebenskraft, worauf das homöopathische Mittel einwirkt, ohne sie kann Hahnemann sich keine Heilung vorstellen:

Es [ist] doch immer sie, ... die Lebenskraft, welche obsiegt... [über] natürliche Krankheiten aller Art, ... sobald sie durch die richtigen homöopathischen Arzneien in den Stand gesetzt wird, zu obsiegen. [347.1]

Insofern ist die Homöopathie nur eine neue Variante des traditionellen Empirismus, der sich als Hauptinstrument der Heilung auf die *physis* verließ. Statt ihr zu erlauben, durch *coctio, crisis* und *evacuatio* eine Gesundung zu erstreben, verstärkt und leitet der Homöopath die *physis* durch die sekundären Symptome seines Heilmittels.

2.8 Idiosynkrasie, Disposition, Immunität

Daß die Lebenskraft auf die ähnliche Arznei reagiert und dabei die krankmachende Ursache überwindet, scheint nicht logisch zu sein, denn wie kann die Lebenskraft auf eine Arznei reagieren, wenn sie zu schwach ist, einem krankmachenden Stimulus zu widerstehen?

[84)] Hier interpretiert Hahnemann *alle* Symptome einer Krankheit als Reaktion der Lebenskraft. Gleichgültig ob das seine endgültige Position war, sie wurde später von den homöopathischen Ärzten übernommen.

Derartige Überlegungen interessierten Hahnemann nicht sehr:

Da dieses Naturheilgesetz sich in allen reinen Versuchen und allen ächten Erfahrungen der Welt beurkundet, die Thatsache also besteht, so kommt auf die scientifische Erklärung, *wie dieß zugehe,* wenig an und ich setze wenig Werth darauf, dergleichen zu versuchen.[348]

Er äußerte aber die Vermutung, daß die schädlichen Einflüsse nur auf empfängliche Menschen, die Arzneien hingegen auf jedermann einwirken:

[Es] besitzen die feindlichen, theils psychischen, theils physischen Potenzen im Erdenleben, welche man krankhafte Schädlichkeiten nennt, nicht unbedingt die Kraft, das menschliche Befinden krankhaft zu stimmen; wir erkranken durch sie nur dann, wenn unser Organism so eben dazu disponirt und aufgelegt genug ist, von der gegenwärtigen Krankheits-Ursache angegriffen und in seinem Befinden verändert, verstimmt und in innormale Gefühle und Thätigkeiten versetzt zu werden – sie machen daher nicht Jeden und nicht zu jeder Zeit krank.
Ganz anders verhält sich's aber mit den künstlichen Krankheitspotenzen, die wir Arzneien nennen.
Jede wahre Arznei wirkt nämlich zu jeder Zeit, unter *allen* Umständen auf *jeden* lebenden Menschen und erregt in ihm die ihr eigenthümlichen Symptome.[349]

Die Lebenskraft einer erkrankenden Person ist also *a priori* unfähig, auf den jeweiligen schädlichen Einfluß erfolgreich zu reagieren: Wäre sie dazu fähig, so würde die Person gar nicht erst erkranken.

Hier baut Hahnemann das äußerst fruchtbare Konzept der Empfänglichkeit in die homöopathische Lehre ein, es sollte später im neunzehnten Jahrhundert noch große Bedeutung bekommen.[85] Er identifizierte die Empfänglichkeit mit Idiosynkrasie, „worunter man eigne Körperbeschaffenheiten versteht, welche, obgleich sonst gesund, doch die Nei-

---

[85] Vergl. Coulter 1982, 466. Viele Homöopathen betrachteten später die chronischen Miasmen als eine Art angeborener Empfänglichkeit oder Prädisposition (Haehl 1922, II, 172–175).

gung besitzen, von gewissen Dingen, welche bei vielen andren Menschen gar keinen Eindruck und keine Veränderung zu machen *scheinen*, in einen mehr oder weniger krankhaften Zustand versetzt zu werden."[350]

Die Empfänglichkeit hat aber noch einen zweiten Aspekt: Der erkrankte Organismus ist auch für die Wirkung der Arznei viel empfänglicher als ein gesunder:

Es giebt Kranke, deren ungemeine Erregbarkeit sich zu der der Unempfänglichsten, wie 1000 zu 1 verhält.[351]
Wie sehr sich aber die Empfindlichkeit des Körpers gegen Arzneireize in Krankheiten erhöhe, hievon hat nur der genaue Beobachter einen Begriff. Sie übersteigt allen Glauben, wenn die Krankheit einen hohen Grad erreicht hat.[352]

Im Konzept der Empfänglichkeit ist implizit auch das Gegenteil, die Immunität enthalten. Hahnemann nennt sie Abhärtung oder Gewöhnung. Wahrscheinlich kam er zu einer Einschätzung dieser beiden Zustände, als er die unterschiedlichen Auswirkungen von Epidemien beobachtete. Er empfiehlt Ärzten und Priestern, die zu ansteckenden Kranken gerufen werden, „durch ganz allmählige Annäherung und Angewöhnung an den Zunder der Ansteckung ihre Nerven gegen die Eindrücke des sonst so leicht mittheilbaren Miasms (Krankheitsdunstes) nach und nach abzustumpfen" [353]. Er beobachtet, daß Ärzte und Krankenschwestern sich „allmälig an die ansteckenden Krankheitsausdünstungen gewöhnen, und ihr Körper wird nach und nach ganz unempfindlich dagegen" [354]. Zu Beginn einer Epidemie sollten die Ärzte „ihre Kranken anfänglich lieber öfterer sehen, sich aber jederzeit nur so kurze Zeit als möglich bey ihnen verweilen" [355]. „Ich habe bemerkt, daß die *mitleidigsten jungen* Ärzte bei Epidemien am ehesten hingerafft wurden, wenn sie diese... Vorsicht... vernachlässigten; daß hingegen die hartherzige Sorte der Alltagsärzte, welche so gern durch die große Menge der täglich besuchten Kranken glänzen wollen und sich etwas darauf zu gute thun, die Größe ihres Arztthums durch die Behendigkeit ihrer Schenkel und ihre Eilfertigkeit belegen zu können, am gewissesten der Ansteckung entgiengen" [356]. „Es giebt Leichenwäscherinnen in großen Städten, welche sehr alt werden, und die Ausdünstung von wohl tausend an ansteckenden Krankheiten Verstorbener eingehaucht haben. So hat es mehrere Todtengräber gegeben, welche zur Pestzeit endlich die lezten ihres Wohnortes beerdigt haben."[357]

Das passende homöopathische Mittel für einen Krankheitszustand habe auch eine prophylaktische Wirkung, wenn es Gesunden gegeben wird, weil Heilung und Prävention auf die gleiche Weise zu Stande kommen, durch eine Verstärkung der Körperabwehr [358]. Hahnemann beschreibt einen Fall von chronischem Asthma, das durch kaltes Wetter verschlechtert wurde, wo das Mittel den Patienten ausheilte und seine „Dauer gegen rauhe Witterung [mehrte]".[359]

Er empfiehlt, Kinder gegen Wetterwechsel abzuhärten, indem man sie allmählich an immer strengere Temperaturen gewöhnt, und ruft Hippokrates gegen die Sitte an, sie plötzlich extremer Kälte auszusetzen: „... daß die Veränderungen von einem Extrem ins andere nicht ohne Gefahr und Behutsamkeit unternommen werden dürfen, und ich kann diese Erinnerung nicht genug zur Beherzigung einschärfen."[360][86]

Das Verständnis der Immunität ermöglicht es ihm, die Rolle der Krankheitsträger bei den Epidemien zu sehen („gesund gebliebene[n] Miasmenträger[n]") [361]. 1831 zeigte er, daß die Asiatische Cholera sich nicht durch die Luft, sondern durch direkten Kontakt zwischen Menschen ausbreitet [362]. Die Hauptverantwortlichen dabei seien die Ärzte und Schwestern, die wiederholt dem *contagium*[87] ausgesetzt und daher „endlich völlig auch gegen das giftigste Choleramiasm beim Krankenbette selbst abgehärtet und so ferner ganz unansteckbar von dieser Pestseuche" sind.[363]

So werden die Choleraärzte und Krankenwärter die gewissesten und häufigsten Verbreiter und Mittheiler der Ansteckung weit und breit, und dann wundert man sich, selbst in öffentlichen Blättern, wie doch so schnell vom ersten Cholerakranken, an dem einen Ende der Stadt, die Ansteckuung noch an demselben Tage am andern Ende der Stadt

---

[86] Vergl. Hippocrates *Aphorismen* II, 51: „Es ist gefährlich, den Körper reichlich und plötzlich auszuleeren oder anzufüllen, zu erwärmen oder abzukühlen oder ihn sonstwie zu bewegen; denn alles Übermaß ist der Lebenskraft feindlich; das Allmähliche hingegen ist gefahrlos, zumal dann, wenn einer aus einem Zustand in einen andern übergeht."

[87] „... das (vermuthlich aus unzähligen, unsichtbaren, lebenden Wesen bestehende) Miasm..." (Hahnemann 1831, *Aufruf*, 17).

habe ausbrechen können bei Personen, die gar nicht zu dem Kranken gekommen waren.[364]

Diese Anschuldigung war nur ein weiterer Anlaß für die Ärzte, die Homöopathie zu bekriegen.

2.9 Isopathie

Isopathie war ein homöopathischer Trend, der in den 1830er Jahren einsetzte. Isopathie bedeutet Heilung durch „Gleiches" (griechisch *isos,* lateinisch *aequale).* Ein Arzt drückte den Grundgedanken so aus: „Alle ansteckenden Krankheiten tragen in ihrem eigenen Ansteckungsstoffe das Mittel zu ihrer Heilung."[365]

Heilung *per aequale* bedeutet eine logische Entwicklung der Heilung *per simile.* Den ersten Anstoß zu dieser Forschungsrichtung gaben die Arbeiten Constantin Herings über die pathogenetischen Wirkungen der Schlangengifte.[88] Auf einer zoologischen Expedition in Surinam verrieb Hering 1831 das Gift der *Lachesis trigonocephalus* (Buschmeisterschlange) mit Milchzucker, potenzierte und prüfte es selbst. Dabei beobachtete er eine Reihe von Symptomen, die denen des Schlangenbisses ähnelten, nur daß sie milder waren.[366]

Das brachte ihn auf den Gedanken, der Speichel eines tollwütigen Hundes, Eiter aus Pockenschorf und andere Gifte und Krankheitsprodukte müßten sich ebenso präparieren und anwenden lassen.[367]

Besonders interessiert war er, einen Ersatz für Jenners Kuhpockenimpfung zu entdecken, weil deren Technik zu gefährlich war. Viele starben an der Impfung durch Infektion mit schweren Kuhpocken oder anderen Krankheiten, vor allem mit Syphilis, mit der das Serum oder Instrumente infiziert waren.[368][89]

---

[88] Constantin Hering wurde 1800 in Sachsen geboren und emigrierte in die USA. Er wurde zum „Vater der amerikanischen Homöopathie". Vergl. Coulter 1982.

[89] Vor Jenner impfte man, indem man Eiter aus Pusteln auf die Spitze einer Lanzette brachte und mit ihr dann die Haut aufritzte, bis es blutete (Benjamin Bell *A System of Surgery,* Edinburgh 1789–1790, IV, 388). Jenner benutzte menschliche Kuhpockenlymphe und stach sie mit einer Nadel aus Elfenbein unter die Haut. Beide Verfahren bargen die extreme Gefahr, andere Krankheiten des Spenders zusätzlich zu übertragen.

Die Behandlung einer Krankheit mit diesen Krankheitsprodukten hielt er nicht für eine Behandlung *per aequale*, sondern betrachtete die potenzierte Substanz als „Simile". Während der Bereitung einer homöopathischen Arznei werden deren Eigenschaften verändert, und außerdem ist Eiter aus einem erkrankten Organismus nicht länger ein *aequale*, wenn er zur Behandlung eines anderen Organismus verwendet wird. Jedenfalls setzte Hering große Hoffnungen in seine Behandlungsweise und behauptete, „gleichgültig welche Pest aus dem Orient kommt, das Heilmittel wird uns gleichzeitig erreichen".[369]

Wie andere Ärzte waren auch die Homöopathen nicht gegen Vereinfachungen gefeit, und kleineren Geistern schien Herings Isopathie eine simple Verbindung zwischen Krankheit und Heilmittel herzustellen. Der isopathische Gedanke bewirkte eine Flut von Büchern und Artikeln. Eine der wichtigsten Veröffentlichungen war Johann Joseph Wilhelm Luxs *Isopathik der Contagionen* (1833), in dem behauptet wird: „Mit einem Worte, man potenzire jedes Contagium, und brauche es wie die homöopathischen Arzneyen, und wir sind Herren über alle ansteckenden Krankheiten" [370]. Speziell plante er, einen Blutstropfen einer mit Milzbrand infizierten Kuh oder einen Tropfen Nasenschleim einer an Rinderpest erkrankten Kuh zu potenzieren und die Tiere dann damit zu behandeln. Wie er selbst schreibt, hat er diese Experimente aber nicht durchgeführt.

Auf Lux folgte ein weiterer homöopathischer Tierarzt, Georg Adolph Weber, der 1836 einen Bericht über seine Behandlung des Milzbrandes nach den Richtlinien von Lux veröffentlichte [371]. Weber extrahierte Flüssigkeit aus der Milz einer an Milzbrand verendeten Kuh, potenzierte sie bis zur C30 und benutzte sie zur Vorbeugung gegen Milzbrand [372]. Er meinte, vier bis fünf solcher Pillen täglich, prophylaktisch während einer Epidemie jedem Tier verabreicht, mache diese immun. Die therapeutische Dosis betrug zehn bis zwanzig Pillen stündlich, insgesamt 15–20 Gaben [373]. Weber behauptete, in von den Gesundheitsbehörden überwachten Versuchen habe die Heilungsrate 80% betragen, während sie unter der üblichen Behandlung nur 20% betrug.[374]

Er hob hervor, daß die Arznei praktisch nichts koste, weshalb sie sich bei den Bauern großer Beliebtheit erfreut habe.[375]

Ein dritter Pionier der Isopathie war Gustav Wilhelm Gross (1794–1847), der 1832 mitteilte, er benutze potenzierten Eiter aus Krätzebläschen zur Behandlung der Psora [376]. Hering versuchte das gleiche bei Tuberkulose und Syphilis mit von ihm selbst hergestellten Arzneien, die er *Phtisinum* und *Syphilinum* nannte.[377]

Diese Versuche warfen die Frage nach der Rolle von *Simile* und *Aequale* in der homöopathischen Lehre auf. Gross verfocht eine Zeit lang die These, die Heilung durch das *Aequale* erfülle das wahre Heilgesetz, während die Heilung durchs *Simile* nur eine Annäherung bedeute [378]. Hahnemann war über den isopathischen Trend verdutzt und schrieb im *Organon:*

> *Dieses Heilen Wollen* aber durch eine *ganz gleiche* Krankheits-Potenz *(per idem)* widerspricht allem gesunden Menschen-Verstande und daher auch aller Erfahrung... mit einem menschlichen Krankheitsstoffe (z.B. einem Psorikum von Menschen-Krätze genommen, gleiche menschliche Krankheit, Menschen-Krätze oder davon entstandene Übel) heilen wollen das sei fern! Es erfolgt nichts davon als Unheil oder Verschlimmerung der Krankheit.[379]

Er vermutete aber, es würden „allerdings auch ferner einige, den Thieren eigne Krankheiten uns Arznei- und Heil-Potenzen für *sehr ähnliche,* wichtige Menschen-Krankheiten darreichen, und demnach unsern homöopathischen Arznei-Vorrath glücklich ergänzen".[380] Diese Position wurde dann schließlich auch von den Homöopathen akzeptiert. Die aus Krankheitsprodukten hergestellten Arzneien, die man später Nosoden nannte, bildeten eine wertvolle Bereicherung der Materia medica, man glaubte aber nicht, sie würden automatisch die Krankheiten heilen, von denen sie stammten [381]. Zum einen erwiesen sie sich oft als unwirksam, wenn sie auf diese Weise angewendet wurden [382], zum anderen ergaben die Prüfungen dieser Substanzen oft Symptome, die ziemlich unterschiedlich von denen waren, die üblicherweise bei den Krankheiten, von denen sie stammten, auftraten.[383]

Eine Hauptanwendung der Nosoden bestand darin, eine unterdrückte Krankheit zu stimulieren, bis sich alle ihre Symptome zeigten: Hering aktivierte latente Syphilis mit *Syphilinum* [384]. Lux verordnete einem Patienten mit latenter Psora fünf Pillen *Psorinum;* nach zwei Monaten war dessen gesamter Körper mit einem Ausschlag bedeckt, der dann einer Therapie zugänglich war [385]. Es gibt auch Berichte über die Behandlung von durch Impfungen entstandenen Krankheiten mit *Vaccinum.*

Trotz den theoretischen Bauchschmerzen, die die Isopathie gemacht hatte, war sie ein fruchtbares Konzept, und die Nosoden bekamen einen festen Platz in der homöopathischen Praxis. 1835 berichtete ein Arzt aus Istambul über die erfolgreiche Behandlung der Bubonenpest mit der C30 der Nosode [386]. Ein ungarischer Großgrundbesitzer potenzierte 1845 den Speichel typhuskranker Rinder und berichtete, daß die Präparation Immunität verleihe [387]. Häufig wurde die Technik bei Milzbrand der Schafe angewendet [388]. Ein amerikanischer Arzt potenzierte 1854 den Speichel eines tollwütigen Hundes und prüfte die Arznei selbst [389][90]. Ein anderer verwendete potenziertes Kupfer zur Behandlung einer Diarrhöe, die durch in einem Kupferkessel gekochte Nudeln hervorgerufen war [390]. Dasselbe Mittel verschrieb er einem Kind, welches an mit kupferhaltigen Farbstoffen versetztem Kandiszucker erkrankt war [391]. Homöopathen behandelten verschiedene iatrogene Krankheiten mit potenzierten Präparationen derjenigen Medikamente, die die Erkrankung ausgelöst hatten.[392]

Die Forschungsarbeiten über Immunisierung und Antitoxine, die im Verlaufe des Jahrhunderts von Pasteur, Koch, Behring und anderen durchgeführt wurden, profitierten stark von der isopathischen Bewegung und der ständigen Anwendung der Nosoden in der Homöopathie.[91]

---

[90]) Der Herausgeber einer amerikanischen (allopathischen) Ärztezeitschrift kommentierte: „Tatsache ist: Er erkennt einen Fall von Tollwut und nimmt an, daß das homöopathische Mittel gegen die Giftwirkung der Bisse tollwutkranker Tiere künftig darin bestehen wird, den leidenden Patienten durch denselben oder einen anderen tollwütigen Hund noch einmal beißen zu lassen. Sollte bei einem unserer Leser noch irgendeine Unklarheit über die Wirksamkeit homöopathischer Mittel oder über die *Wissenschaftlichkeit* bestehen, die die Praktiker dieser absurden Lehre zur Schau stellen, empfehlen wir die sorgfältige Lektüre der beiden Artikel, auf die wir anspielen" *(Boston Medical and Surgical Journal* LI, 1854–1855, 144). Dies ist ein gutes Beispiel für die Haltung der Schulmedizin zur Isopathie, bevor sie von Pasteur legitimiert wurde.

[91]) Pasteurs Prioritätsansprüche wurden von den französische Homöopathen heftig bestritten (vergl. J.P. Tessier„ „Les Precurseurs de M. Pasteur", *Bulletin de la Société Médicale Homoéopathique de France* XXVI, 1884–1885, 97–107, 177–192).

2.10 Das Heringsche Gesetz

Die einzige bedeutende Erweiterung der homöopathischen Lehre stammt von Constantin Hering, sie ist als „Heringsches Gesetz" bekannt. Es ist eine Richtschnur bei der Diagnose und Therapie chronischer Krankheiten.

Hering sagt, daß eine Krankheit während der Entwicklung vom akuten ins chronische Stadium die Symptome von der Oberfläche des Körper ins Innere, vom unteren Teil des Körpers nach oben und von weniger vitalen Organen zu vitaleren verschiebe [393]. Unter korrekter homöopathischer Behandlung verschwinden die Symptome in der umgekehrten Reihenfolge ihres Entstehens, d.h. die Krankheit bewegt sich „rückwärts" durch ihre Entwicklungsstadien zu ihrer akuten Form, wonach der Patient dann vollständig ausgeheilt werden kann.

In allen chronischen und sich in die Länge ziehenden Fällen sind die zuletzt entstandenen Zeichen, auch wenn sie unwichtig erscheinen mögen, immer bei der Wahl die wichtigsten; die ältesten sind am unwichtigsten; alle dazwischen liegenden Symptome müssen entsprechend der Reihenfolge ihres Auftretens sortiert werden. Nur solche Kranke bleiben gesund und sind wirklich geheilt, deren Symptome in der umgekehrten Reihenfolge ihres Erscheinens wieder verschwinden.[394]

Das Heringsche Gesetz wurzelt in einigen Beobachtungen und Feststellungen Hahnemanns über das Verhältnis zwischen „lokalen" und „allgemeinen" Krankheitsäußerungen, speziell in seinen Warnungen vor der Unterdrückung äußerer Manifestationen der Psora, Syphilis und Sykosis.

Die Entwicklung der Hahnemannschen Gedanken erkennt man am klarsten in seinen Schriften über die Syphilis. Sein frühes Buch über die venerische Krankheit vertritt noch Hunters Auffassung, die konstitutionelle Form der Krankheit entstehe durch andauernde „Inokulation" vom Schanker her. 1816 aber hat sich seine Ansicht gewandelt, er meint nunmehr, daß die Allgemeinerkrankung dem Schanker *vorausgeht:*

Höchst wahrscheinlich ist die Ansteckung während der unreinen Begattung schon in den ersten Secunden geschehen und dann hilft alles Abwaschen und Reinigen der Zeugungstheile nichts mehr; die Natur geht ihren Gang der Veränderung des ganzen Organismus, wie sie dieser Krankheit eigen ist, von da an ungehindert fort.[395]

Das Erscheinen des Schankers einige Tage später ist der Beweis, daß der Organismus vollständig vom syphilitischen Miasma besetzt ist. Der Schanker dient als Ventil für die allgemeine Krankheit, indem er den Druck der Lebenskraft mildert:

> Zum Zeichen der vollendeten, innern, allgemeinen venerischen Krankheit erscheint erst dann der Schanker auf der Haut, welcher, Zeuge des nun inwohnenden Übels, gleichsam das palliative Amt der Stellvertretung, Entladung und Beschwichtigung desselben zu übernehmen von der Natur bestimmt ist.[396]

Deshalb sollte er nicht herausgeschnitten oder mit Säure ausgebrannt werden:

> Wenn aber die inwohnende venerische Krankheit durch den bloß innern Gebrauch der besten Quecksilberbereitung völlig vernichtet und geheilt worden ist, dann heilt der Schanker sogleich von selbst ohne Zuthun des geringsten äußern Mittels; wird er aber äußerlich vertrieben, ohne Heilung des innern Übels, dann bricht dieses unaufhaltbar als Lustseuche aus.[397]
>
> *Jederzeit und in allen Fällen* [bricht] dann entweder bald ein Schooßgeschwür *(poulain)* oder nach einigen Monaten die allgemeine venerische Seuche (Lustseuche) aus.[398]

Die Ärzte behandelten also die Syphilis falsch:

> Fast alle Ärzte und Wundärzte auf der ganzen bewohnten Erde [haben] fortgefahren, ihn für ein bloß örtliches, Anfangs unbedeutendes und nur an der obern Fläche der Haut haftendes Geschwürchen anzusehen und ihn örtlich so bald als möglich auszutrocknen und ihn zu zerstören sich bemüht, ja diese Schankerzerstörung als das Hauptstück ihrer Cur anzusehen, gleich als ginge von ihm (dem Schanker) die venerische Krankheit, wie von ihrer Quelle aus.[399]

Bei den beiden anderen chronischen Krankheiten ist die Behandlung der Hautsymptome ebenso übel: „Die alten Schenkelgeschwüre verschlimmern sich bei ungeheilter, innerer Psora ... die Feigwarzen vermehren sich und wachsen, so lange die Sykosis nicht geheilt ist."[400] Wird das äußerliche Leiden herausgeschnitten oder beseitigt, „so ersetzt es die Natur durch Erweckung des inneren Leidens ..., in welchem Falle man dann *unrichtig* zu sagen pflegt, das Lokal-Übel sey durch die äußern Mittel *zurück* in den Körper oder auf die Nerven *getrieben* worden".[401][92)]

Den Krätz-Ausschlag durch allerlei Salben von der Haut zu vertilgen, den Schanker äußerlich wegzubeizen und die Feigwarzen einzig durch Wegschneiden, Abbinden oder glühendes Eisen auf ihrer Stelle zu vernichten; diese bisher so allgewöhnliche, äußere, verderbliche Behandlung, ist die allgemeinste Quelle aller der unzähligen, benannten und unbenannten, chronischen Leiden geworden; sie ist eine der verbrecherischsten Hahndlungen, deren sich die ärztliche Kunst schuldig machen konnte, und gleichwohl war sie bisher die allgemein eingeführte und wurde von den Kathedern als die alleinige gelehrt.[402][93)]

In *Die chronischen Krankheiten* bezog er die miasmatischen und andere Krankheiten in seine Beobachtungen ein:

Bei allen diesen miasmatischen Krankheiten ersieht man deutlich, daß, nach der Ansteckung von außen, die dazu gehörige Krankheit im Innern des ganzen Menschen erst ausgebildet... worden seyn muß, ehe diese verschiednen Ausschläge auf der Haut erscheinen können.[403]
Nicht selten gingen Lungeneiterung in Wahnsinn, vertrocknende Geschwüre in Wassersucht oder Schlagfluß, Wechselfieber in

---

[92)] Vergl. z.B. Ph.J. Desault *Cours Theoretique et Pratique de Clinique Externe* (Band I, Paris 1803, 4–19) über die Gefahren äußerer Anwendungen bei Psoriasis *(la gale)*, welche *reproduction* (Verlagerung nach innen) verursacht.

[93)] Hahnemann sagt aber auch, daß weisere schon immer die Psora als eine Allgemeinkrankheit angesehen und nur mit inneren (und nicht mit örtlichen) Mitteln behandelt hätten (Hahnemann 1835, *Chronische Krankheiten*, 20–22). 1807 schimpft Authenrieth gegen die Behandlung der Scabies mit Salben und sagt, daß man sie hierdurch verlängere und unzählige Folgekrankheiten hervorrufe *(Versuche für die praktische Heilkunde I* [1807–1808] 229–232).

Asthma, Unterleibsbeschwerden in Gelenkschmerzen oder Lähmungen, Gliederreißen in Blutflüsse u.s.w. über, und es war nicht schwer einzusehen, daß die neuern Übel ebenfalls in dem vorhandenen alten Siechthume gegründet seyn müßten und nur Theile eines weit größern Ganzen seyn könnten.[404]

In diesen Bemerkungen erweitert Hahnemann nur das hippokratische Krankheitskonzept, nach dem Krankheiten dynamische Prozesse mit bestimmten notwendigen Stadien sind.

Die *physis* ist nicht stark genug solche Krankheiten wie Syphilis oder und Scabies zu überwinden, kann aber die Wirkung der krankhaften Ursache unschädlich machen, indem sie äußerliche (Haut-)Läsionen hervorbringt. Wenn diese falsch behandelt und unterdrückt werden, intensiviert sich in der Folge die innere Krankheit. Verschwindet eine Störung an der Haut ohne gleichzeitige Heilung der inneren Krankheit, ist das also ein schlechtes Vorzeichen.

Durch diese Beobachtungen wurde Hahnemann klar, daß bestimmte Kategorien von Symptomen wichtiger als andere sind, weil sie das Stadium anzeigen, in dem sich der Krankheitsprozeß befindet. Speziell erkannte er, daß die Geistes- und Gemütssymptome immer führend bei der Mittelwahl sein müssen, und in der zweiten Auflage der *Chronischen Krankheiten* begann er, im Lichte dieser Erkenntnis die Symptome neu anzuordnen, indem er bei der Präsentation jedes Arzneimittels die Geistes- und Gemütssymptome voranstellte.

Herings drei Prinzipien vervollständigten nur die Systematisierung der Symptomatologie, die Hahnemann bereits begonnen hatte. Zwar bezog sich das Heringsche Gesetz ursprünglich auf die Entwicklung der Krankheiten vom akuten ins chronische Stadium, doch ist es teilweise auch auf die Behandlung der Stadien akuter Krankheiten anwendbar.

Das Heringsche Gesetz zeigt, wie recht Hahnemann hatte, als er die Geistes-Symptome so stark hervorhob: Ihr Organ, das Gehirn, ist eines der größten, der innersten und das oberste Organ des Körpers.[405]

2.11 Anmerkungen

[1]   *Annalen der gesammten Medicin* II (1810), 31.
1983 schreibt der amerikanische (allopathische!) Medizinprofessor Alvan R. Feinstein: „Auf jeder Ebene der klinischen Praxis... sind die Anwendung und die Auswertung der Therapie heute durch Zwietracht, Streit und Zweifel gekennzeichnet" (Feinstein 1983, 393).

[2]   *Journal der praktischen Heilkunde* XLIX (1819), st. VI, 8–9.

[3]   Vergl. meine ausführliche historische Analyse: *The Paracelsean Revolution* (Coulter 1975, 339–438). Hahnemann selbst spart Paracelsus bei der Würdigung seiner großen Vorgänger aus. Vergl. hierzu Hering 1988, 1608–1609, sowie Schmeer 1993.

[4]   Alle biographischen Informationen über Hahnemann aus: Haehl 1922.

[5]   *Ibid.* II, 7.

[6]   *Loc. cit.*

[7]   *Ibid.* I, 12.

[8]   Windelband 1980, 450.

[9]   Hahnemann 1784, 175.

[10]   Haehl, 1922, I, 1.

[11]   *Ibid.* II, 396.

[12]   Hahnemann 1829, I, 79.

[13]   *Ibid.* I, 80.

[14]   *Ibid.* I, 135–198.

[15]   Hahnemann 1805. Daraus wurde später die *Reine Arzneimittellehre.* Diese erlebte mehrere Auflagen und wurde von Ernst Stapf ins Lateinische übersetzt: *Materia Medica Pura.* 2 Bde. Dresden 1826 und 1828.

[16]   Hahnemann 1810. Dieses Werk erschien zu Hahnemanns Lebzeiten in fünf Auflagen. Eine sechste, von ihm vor seinem Tode bearbeitete, erschien erst 1921.

[17]   Samuel Hahnemann: *Die chronischen Krankheiten.* Erste Auflage in vier Bänden, Dresden und Leipzig 1828–1830.

[18]   Hahnemann 1812.

[19]   Vergl. seinen Aufsatz „Ansicht der ärztlichen kollegialischen Humanität am Anfange des neuen Jahrhunderts" in: Hahnemann 1829, I, 213.

[20] Haehl 1922, I, 108; II, 102.
[21] *Ibid.*, I, 110.
[22] Vergl. Hahnemanns Aufsätze: „Heilung und Verhütung des Scharlachfiebers" (Leipzig 1801); „Berichtigung der im XXVII. B.1.St. aufgestellten Anfrage über das Präservativmittel gegen das Scharlachfieber." *Journal der practischen Heilkunde* 27 (1808), st. 4, 153–156; „Ärztlicher Rath im rothen Friesel." *Allgemeiner Anzeiger der Deutschen* 1 (1821), 197–198; „Heilung der asiatischen Cholera und Schutzmittel dagegen" (Cöthen 1831); „Aufruf an denkende Menschenfreunde über die Ansteckungsart der asiatischen Cholera" (Leipzig 1831).
[23] Hahnemann 1921, Einleitung 10, Fußnote.
[24] *Ibid.*, Einleitung 11, Fußnote.
[25] Hahnemann 1829, I, 109.
[26] Haehl 1922, I, 42.
[27] Sprengel 1815–1822, VI, 235.
[28] Haehl 1922, I, 123.
[29] *Ibid.*, I, 118.
[30] Hahnemann 1829, II, 7.
[31] *Ibid.*, I, 64.
[32] *Ibid.*, II, 262.
[33] *Ibid.*, II, 262.
[34] *Ibid.*, I, 64.
[35] *Ibid.*, II, 262.
[36] *Ibid.*, II, 258.
[37] *Ibid.*, II, 260.
[38] Hahnemann 1921, Einleitung 3.
[39] Hahnemann 1831, *Allöopathie*, 4–5.
[40] Hahnemann 1829, I, 91.
[41] Hahnemann 1921, § 7, Fußnote S.67.
[42] Hahnemann 1831, *Allöopathie*, 5.
[43] Hahnemann 1829, I, 107ff.
[44] Hahnemann 1921, Einleitung 7.
[45] *Ibid.*, Einleitung 13.
[46] *Ibid.*, Einleitung 18 und Fußnote.
[47] Hahnemann 1829, I, 43–46.
[48] *Ibid.*, I, 74, Fußnote; Hahnemann 1825, *Reine Arzneimittellehre.* Band 3, 26ff.

[49]   Hahnemann 1829, I, 139.
[50]   *Ibid.*, I, 139.
[51]   *Ibid.*, I, 141–145.
[52]   *Ibid.*, I, 45.
[53]   *Ibid.*, I, 74, Fußnote.
[54]   *Ibid.*, I, 139.
[55]   Hahnemann 1829, I, 138; Hahnemann 1825, *Reine Arzneimittellehre.* Band 3, 32.
[56]   Hahnemann 1829, I, 139.
[57]   *Ibid.*, I, 141.
[58]   *Ibid.*, I, 75, Fußnote.
[59]   Hahnemann 1825, *Reine Arzneimittellehre.* Bd. 3, 42–45.
[60]   Hahnemann 1829, I, 72.
[61]   *Ibid.*, I, 61.
[62]   *Ibid.*, I, 60.
[63]   *Ibid.*, II, 260.
[64]   Hahnemann 1921, Einleitung 1.
[65]   Hahnemann 1829, I, 89.
[66]   Hahnemann 1921, Einleitung 5.
[67]   Hahnemann 1792–1795, 187–189.
[68]   Hahnemann 1921, Einleitung 14.
[69]   Hahnemann 1831, *Allöopathie,* 7.
[70]   Hahnemann 1829, II, 76.
[71]   Hahnemann 1921, § 104, Fußnote.
[72]   Hahnemann 1825, *Reine Arzneimittellehre.* Bd. 4, 5.
[73]   *Loc. cit.*
[74]   Hahnemann 1921, Vorrede V, Fußnote.
[75]   Hahnemann 1831, *Allöopathie,* 17.
[76]   Hahnemann 1792–1795, 189–190.
[77]   Hahnemann 1829, I, 117.
[78]   *Ibid.*, I, 124.
[79]   *IBid.*, I, 73, Fußnote.
[80]   *Ibid.*, I, 19.
[81]   Hahnemann 1825, *Reine Arzneimittellehre.* Band 3, 42.
[82]   Hahnemann 1829, I, 71.
[83]   *Ibid.*, II, 273.
[84]   *Ibid.*, I, 103.
[85]   Hahnemann 1921, Einleitung 14.

[86]   *Ibid.*, Einleitung 15.
[87]   Hahnemann 1829, I, 128.
[88]   *Ibid.*, I, 96.
[89]   *Ibid.*, I, 98.
[90]   *Ibid.*, I, 119.
[91]   *Ibid.*, I, 80.
[92]   *Ibid.*, II, 257.
[93]   Hahnemann 1921, Einleitung 41.
[94]   Hahnemann 1829, I, 4.
[95]   *Ibid.*, II, 245, Fußnote.
[96]   Hahnemann 1921, § 228, Fußnote.
[97]   Hahnemann 1825, *Reine Arzneimittellehre*, Bd. 4, 25.
[98]   Hahnemann 1829, I, 102.
[99]   *Ibid.*, I, 69.
[100] *Loc. cit.*
[101] *Ibid.*, I, 50.
[102] *Ibid.*, I, 49.
[103] Hahnemann 1792–1795, 194–195.
[104] *Ibid.*, 109–110.
[105] Hahnemann 1921, § 60, Fußnote S. 115.
[106] Hahnemann 1829, I, 51.
[107] *Ibid.*, I, 85.
[108] Hahnemann 1921, Einleitung 15.
[109] Hahnemann 1829, I, 149.
[110] Hahnemann 1921, Einleitung 17.
[111] *Ibid.*, Einleitung 37.
[112] Hahnemann 1831, *Allöopathie*, 23.
[113] Hahnemann 1921, Einleitung 7, Fußnote.
[114] *Ibid.*, Einleitung 15.
[115] *Ibid.*, Einleitung 36.
[116] Hahnemann 1829, II, 2.
[117] Hahnemann 1792–1795, 65.
[118] Hahnemann 1829, I, 229; vergl. Hahnemann 1921, § 262.
[119] *Ibid.*, I, 243.
[120] *Ibid.*, II, 250.
[121] Hahnemann 1921, Einleitung 26, Fußnote.
[122] Hahnemann 1829, I, 62.
[123] Hahnemann 1833, *Reine Arzneimittellehre*, Band 2, 4.

[124] Hahnemann 1829, I, 60.
[125] *Ibid.*, I, 81.
[126] *Ibid.*, II, 6.
[127] Hahnemann 1921, § 7.
[128] Hahnemann 1829, II, 258.
[129] Hahnemann 1921, § 18.
[130] Hahnemann 1829, I, 68.
[131] *Loc. cit.*
[132] *Ibid.*, II, 2.
[133] Hahnemann 1825, *Reine Arzneimittellehre*, Band 4, 14.
[134] Hahnemann 1829, II, 6.
[135] Hahnemann 1921, § 25.
[136] *Ibid.*, Einleitung 60.
[137] *Ibid.*, § 1.
[138] *Ibid.*, Einleitung 2.
[139] Hahnemann 1833, *Reine Arzneimittellehre*, Band 2, 1.
[140] Hahnemann 1825, *Reine Arzneimittellehre*, Band 3, 48.
[141] *Loc. cit.*
[142] *Loc. cit.*
[143] *Ibid.*, 49.
[144] *Loc. cit.*
[145] *Ibid.*, 50.
[146] *Ibid.*, 47.
[147] *Ibid.*, 54.
[148] *Loc. cit.*
[149] Hahnemann 1829, II, 3
[150] *Loc. cit.*
[151] *Ibid.*, I, 145.
[152] *Loc. cit.*
[153] Hahnemann 1789.
[154] Hunter 1837, II, 131–488.
[155] Alle biographischen Daten über Hunter stammen aus dem
       Dictionary of National Biography.
[156] Hunter 1848–1850, I, 627–631.
[157] *Ibid.*, I, 1.
[158] *Ibid.*, I, 3.
[159] *Ibid.*, I, 47; I, 117.
[160] *Ibid.*, I, 16.

[161] *Ibid.*, I, 49.
[162] *Ibid.*, I, 40.
[163] Hunter 1837, II, 194, 200, 342, 430, 455, 459, 472.
[164] *Ibid.*, II, 455.
[165] *Ibid.*, II, 436.
[166] *Loc. cit.*
[167] Hahnemann 1789, 160–162.
[168] *Ibid.*, 161.
[169] *Ibid.*, 106–107, 142ff., 188ff.
[170] *Ibid.*, 236.
[171] *Ibid.*, 184–185.
[172] *Ibid.*, 107–108.
[173] *Ibid.*, 183.
[174] *Ibid.*, 247.
[175] *Ibid.*, 249–250.
[176] *Ibid.*, 251.
[176.1] Cullen 1790, II, 108.
[177] *Ibid.*, II, 108, Fußnote.
[178] Hahnemann 1829, I, 153.
[179] Hahnemann 1811, 73, 75.
[180] Hahnemann 1921, § 20.
[181] *Ibid.*, § 108.
[182] *Ibid.*, § 108, Fußnote.
[183] Vergl. *Pharmacopoeia of the American Institute of Homoeopathy.* Boston 1887.
[184] Hahnemann 1829, I, 155.
[185] Hahnemann 1833 *Reine Arzneimittellehre*, Band 2, 13.
[186] Vergl. Cullen 1796, I, 106; und Ackerknecht 1962, 414.
[187] Hahnemann 1921, § 63–68.
[188] Hahnemann 1829, II, 25.
[189] Hahnemann 1921, § 157, § 158, § 282.
[190] *Ibid.*, § 23.
[191] Hahnemann 1829, I, 86. Vergl. auch: Hahnemann 1810, § 60.
[192] Hahnemann 1921, § 59.
[193] Hahnemann 1829, I, 87.
[194] *Ibid.*, I, 53.
[195] *Ibid.*, I, 99: „Er sieht nichts, außer es liegt direkt vor den Füßen.“
[196] Hahnemann 1831, *Allöopathie*, 25.

[197] Hahnemann 1929, I, 49.
[198] Hahnemann 1831, *Allöopathie*, 29.
[199] *Ibid.*, 20.
[200] *Ibid.*, 19.
[201] Zitiert in: Haehl 1922, I, 282.
[202] Hecker 1810, 49.
[203] Zitiert in: Ameke 1884, 280.
[204] Hahnemann 1831, *Allöopathie*, 18–19.
[205] Hahnemann 1921, Einleitung 50.
[206] *Ibid.*, Einleitung 60, Fußnote.
[207] Stoerk 1762, 1763. Vergl. auch: Bayr 1989, 24–25.
[208] Hahnemann 1921, Einleitung 54, Fußnote.
[209] *Ibid.*, Einleitung 55.
[210] *Ibid.*, Einleitung 58, Fußnote 1.
[211] *Ibid.*, Einleitung 58, Fußnote 2.
[212] *Ibid.*, Einleitung 59, Fußnote.
[213] *Ibid.*, § 36.
[214] *Ibid.*, § 38, § 40.
[215] *Ibid.*, § 38.
[216] *Ibid.*, § 46.
[217] *Loc. cit.*
[218] *Loc. cit.*
[219] *Ibid.*, § 46, Fußnote 6.
[220] Hahnemann 1825, *Reine Arzneimittellehre*. Band 4, 11.
[221] Hahnemann 1825, *Reine Arzneimittellehre*. Band 3, 54.
[222] Hahnemann 1825, *Reine Arzneimittellehre*. Band 4, 24.
[223] Hahnemann 1921, § 84 (Kursiv von mir, H.L.C.).
[224] *Ibid.*, § 104, Fußnote.
[224.1] *Ibid.*, §§ 89–90, Fußnoten.
[225] Hahnemann 1825, *Reine Arzneimittellehre*. Band 4, 21.
[226] *Loc. cit.*
[227] *Ibid.*, 22.
[228] *Ibid.*, 23.
[229] *Ibid.*, 24.
[230] Hahnemann 1829, II, 12.
[231] Hahnemann 1921, § 153; vergl. auch § 128.
[232] *Ibid.*, § 154.
[233] *Ibid.*, § 165.

[234] *Ibid.,* § 235.
[235] Hahnemann 1833, *Reine Arzneimittellehre.* Band 2, 31–33.
[236] Hahnemann 1825, *Reine Arzneimittellehre.* Band 4, 4.
[237] Hahnemann 1829, I, 94.
[238] *Ibid.,* II, 11, Fußnote.
[239] *Ibid.,* I, 77.
[240] *Ibid.,* I, 54.
[241] Hahnemann 1797, 22.
[242] Hahnemann 1829, II, 10.
[243] Hahnemann 1825, *Reine Arzneimittellehre.* Band 3, 51.
[244] Hahnemann, 1921, § 81, Fußnote 136.
[245] *Loc. cit.*
[246] Hahnemann 1829, I, 93.
[247] Hahnemann 1825, *Reine Arzneimittellehre.* Band 4, 4.
[248] Hahnemann 1921, § 73, Fußnote; und § 81, Fußnote.
[249] *Ibid.,* § 185.
[250] *Ibid.,* § 189.
[251] *Ibid.,* § 193.
[252] Hahnemann 1829, I, 156–159; Hahnemann 1921, § 212.
[253] Hahnemann 1921, § 210.
[254] *Ibid.,* § 145.
[255] *Ibid.,* § 147.
[256] *Loc. cit.*; Einleitung 36, Fußnote 2.
[257] Hahnemann 1829, I, 147.
[258] *Ibid.,* I, 83, Fußnote.
[259] *Ibid.,* II, 253.
[260] *Ibid.,* I, 83, Fußnote.
[261] *Ibid.,* II, 22.
[262] *Ibid.,* I, 45.
[263] *Ibid.,* I, 47.
[264] *Ibid.,* II, 39–40.
[265] Hahnemann 1921, § 147.
[266] *Ibid.,* § 17.
[267] *Ibid.,* § 8.
[268] *Ibid.,* § 26.
[269] *Ibid.,* §§ 30–33.
[270] Hahnemann 1829, I, 22.
[271] *Loc. cit.*

[272] *Loc. cit.*
[273] *Ibid.*, I, 24.
[274] Hahnemann 1831, *Allöopathie*. 11.
[275] Hahnemann 1829, I, 56.
[276] *Ibid.*, I, 13ff.
[277] Hahnemann 1921, § 274.
[278] *Ibid.*, § 273
[279] Hahnemann 1829, I, 73.
[280] *Ibid.*, I, 22.
[281] Hahnemann 1921, § 11.
[282] Hahnemann 1829, II, 7.
[283] Hahnemann 1921, § 73.
[284] Hahnemann 1833, *Reine Arzneimittellehre*. Band 2, 11, Fußnote.
[285] Hahnemann 1829, I, 105.
[286] *Ibid.*, I, 95.
[287] Hahnemann 1921, § 102.
[288] Hahnemann 1835, *Die chronischen Krankheiten*. Band 1, 10.
[289] Hahnemann 1921, §§ 134–135.
[290] Hahnemann 1829, I, 148.
[291] Hahnemann 1835, *Die chronischen Krankheiten*. Band 1, 10; vergl.
       auch: Hahnemann 1921, § 102. Constantin Hering schrieb später:
       „Bei allen ansteckenden Krankheiten müssen wir wie bei den
       Epidemien alle Symptome so vieler Fälle, wie wir gründlich
       untersuchen können, sammeln und sie in einem einzigen Bild
       zusammenfassen, nach dem wir das echte ‚Spezifikum' für die
       ansteckende Krankheit wählen können" (Hering 1875, 25).
[292] Hahnemann 1829, I, 147.
[293] Hahnemann 1921, § 100.
[294] Hahnemann 1829, I, 147, Fußnote.
[295] Hahnemann 1825, *Reine Arzneimittellehre*. Band 3, 50.
[296] Hahnemann 1835, *Die chronischen Krankheiten*. Band 1, 6f.
[297] *Ibid.*, 7ff.
[298] *Loc. cit.*
[299] Hahnemann 1829, II, 160–164.
[300] Hahnemann 1835, *Die chronischen Krankheiten*. Band 1, 105, 112,
       125–126.
[301] Hahnemann 1829, II, 167ff.
[302] *Loc. cit.*

[303] Hahnemann 1828, 1830, 1835, 1837, 1838, 1839, *Die chronischen Krankheiten.*

[304] Haehl 1922, I, 150.

[305] Ameke 1884, 139.

[306] Haehl 1922, I, 341.

[307] Hahnemann 1829, I, 135–198 *passim.*

[308] Haehl 1922, I, 342ff.

[309] *Ibid.,* I, 342.

[310] Hahnemann 1829, I, 228, 232.

[311] Dies ist eine Annahme von Hahnemanns Biograph (Haehl 1922, I, 342); Hahnemann selbst diskutiert die Verschlimmerung der Symptome durch zu große Gaben: Hahnemann 1829, II, 26; vergl. auch Boyd 1936, 93.

[312] Hahnemann 1833, *Reine Arzneimittellehre.* Band 2, 24.

[313] Hahnemann 1921, § 279.

[314] Haehl 1922, I, 344.

[315] Hahnemann 1921, § 63, § 112, § 160.

[316] *Ibid.,* § 66, § 112, § 160.

[317] *Ibid.,* § 278.

[318] Hahnemann 1816, 23–27.

[319] Haehl 1922, I, 358.

[320] Haehl 1922, I, 357.

[321] *Ibid.,* I, 352.

[322] *Loc. cit.*

[323] Hahnemann 1921, § 269, § 270; Hahnemann 1827, V-XI.

[324] Hahnemann 1829, I, 241.

[325] Hahnemann 1921, § 269, § 270.

[326] Hahnemann 1827, *Reine Arzneimittellehre.* Band 6, VI.

[327] Hahnemann 1921, § 269, Fußnote

[328] Hahnemann 1921, § 269.

[329] Hahnemann 1827, *Reine Arzneimittellehre.* Band 6, X.

[330] Haehl 1922, I, 84.

[331] *Ibid.,* I, 85.

[332] Haeser, 1868, 825; Haehl 1922, I, 310–311.

[333] Haehl 1922, I, 311.

[334] Hahnemann 1921, Einleitung 25, Fußnote; vergl. auch § 63.

[335] *Ibid.,* § 22, Fußnote.

[336] *Ibid.,* Einleitung 37.

[337]   *Ibid.*, Einleitung 35.
[338]   *Ibid.*, § 148.
[339]   *Ibid.*, § 22, Fußnote.
[340]   *Ibid.*, Einleitung 26.
[341]   *Loc. cit.*
[342]   Hahnemann 1829, II, 4ff.
[343]   Hahnemann 1829, II, 4–5.
[344]   Hahnemann 1921, Einleitung 32–33.
[345]   Hahnemann 1829, II, 4–5.
[346]   Hahnemann 1921, Einleitung 37–38.
[347]   Hahnemann 1838, *Die chronischen Krankheiten.* Band 4, VIII.
[347.1] *Ibid.*, VII.
[348]   Hahnemann 1921, § 28.
[349]   *Ibid.*, § 31, § 32.
[350]   *Ibid.*, § 117.
[351]   *Ibid.*, § 281.
[352]   Hahnemann 1829, II, 37.
[353]   Hahnemann 1792–1795, 33.
[354]   *Ibid.*, 26–27.
[355]   *Ibid.*, 32.
[356]   *Ibid.*, 33.
[357]   *Ibid.*, 27.
[358]   Hahnemann 1828, I, 41.
[359]   Hahnemann 1829, I, 13.
[360]   Hahnemann 1792–1795, 86.
[361]   Hahnemann 1831, *Aufruf,* 15.
[362]   *Ibid.*, 4ff.
[363]   *Ibid.*, 12–13.
[364]   *Loc. cit.*
[365]   Lux 1833, 3.
[366]   *Bibliotheque Homoeopathique* III (1834), 257–270, 348–362;
        Tischner 1932, III, 602.
[367]   *Ibid.*, 85.
[368]   *Ibid.*, 105ff.
[369]   *Ibid.*, 107.
[370]   Lux 1833, 11.
[371]   Weber 1836.

[372] *Ibid.*, 92. Weber beobachtete, daß die 6. Centesimalpotenz unwirksam war.
[373] *Ibid.*, 85.
[374] *Ibid.*, 93.
[375] *Loc. cit.*
[376] Lux 1833, 12.
[377] *Bibliotheque Homoeopathique* III (1834), 257–270, 348–362.
[378] *British Journal of Homoeopathy* VII (1849), 336; Tischner 1932, III, 602.
[379] Hahnemann 1921, § 56, Fußnote; vergl. auch: Hahnemann 1833, *Reine Arzneimittellehre.* Band 2, 22, Fußnote.
[380] *Loc. cit.*
[381] Tischner 1932, II, 602; *Bibliotheque Homoeopathique* VI (1835),
[382] Rapou 1847, II, 202.
[383] *Bibliotheque Homoeopathique* III, (1834), 272.
[384] *Ibid.*, IV, (1835) 295.
[385] Lux 1833, 12.
[386] *Bibliotheque Homoeopathique* VII (1836), 102–109.
[387] Tessier 1884–1885, 186.
[388] *Ibid.*, 106ff. *Bibliotheque Homoeopathique* VIII (1854–1855), 262–254.
[389] *Philadelphia Journal of Homoeopathy* (1884–1885), 262–274.
[390] *Hygeia* VI (1836), 486–487.
[391] *Loc. cit.*
[392] Lux 1833, 13; Tischner 1932, III, 602.
[393] Hering 1865, 5–12.
[394] Hering 1875, 24.
[395] Hahnemann 1829, II, 165.
[396] *Ibid.*, II, 166.
[397] *Ibid.*, II, 167.
[398] *Ibid.*, II, 168.
[399] *Loc. cit.*
[400] Hahnemann 1921, § 201.
[401] *Ibid.*, § 202.
[402] *Ibid.*, § 203.
[403] Hahnemann 1835, *Chronische Krankheiten.* Band 1, 45.
[404] *Ibid.*, 7, Fußnote.
[405] Hering 1865, 10ff.

3. Der Streit um die Wissenschaftlichkeit der Therapie

„Wissenschaftlichkeit" ist in den Industriegesellschaften des zwanzigsten Jahrhunderts ein wichtiges Kriterium für den Wert kollektiv finanzierter Projekte. So gibt es für die Versicherungsgesellschaften und die Regierungen, die durch ihre Programme ganz oder teilweise die Kosten des Gesundheitswesens aufbringen, kaum Gründe, ein unwissenschaftliches therapeutisches System zu unterstützen. Deshalb ist die Frage nach dem wissenschaftlichen Status der Homöopathie auch von unmittelbarer sozialpolitischer Bedeutung.

Die Homöopathen haben sie immer als eine „Wissenschaft der Therapie" bezeichnet, und wir behaupten, daß der gesamte empirische Ansatz in der abendländischen Medizin als „wissenschaftlich" anzusehen ist. Nun nennt sich der Rationalismus selbst aber ebenfalls „wissenschaftliche Medizin". Angesichts der scharfen theoretischen Widersprüche leuchtet es ein, daß nicht beide recht haben können.

Wir werden nun untersuchen, ob die Homöopathie, die Allopathie oder vielleicht keine von beiden das Prädikat „wissenschaftlich" verdient.

3.1 Die Bedeutung der „Kunst" für die ärztliche Praxis

Die Ärzte betonen gern, daß Therapie letztlich immer eine „künstlerische" Tätigkeit sei [1]. Die Parameter der Krankheiten seien zu zahlreich und wechselhaft, es gäbe zu viele Imponderabilien, sagen sie, als daß sich präzise und starre wissenschaftliche Standards anlegen ließen.

Solange diese Ansicht nicht Inkompetenz vertuschen soll, sympathisieren wir mit ihr. Zu oft bedeutet die Forderung nach künstlerischer Freiheit aber nur die Forderung nach möglichst großen unkontrollierten Freiräumen in der Praxis. Solch eine Freiheit ist zwar sehr vorteilhaft für den Arzt, enthält aber immer ein Risiko für den Patienten. Wir räumen also ein, daß die Therapie ein „künstlerisches" Element enthält, meinen aber, daß seine Bedeutung möglichst klein gehalten werden sollte.

Die Kunst sollte eine Ergänzung der wissenschaftlichen Kenntnisse sein, und nicht deren Ersatz. Es würde sich eigenartig ausnehmen, wenn die Ingenieure anfingen, hochtrabend über die Kunst des Brückenbauens zu orakeln, um dadurch die erforderlichen Kenntnisse über die Eigenschaften des Baumaterials zu ersetzen. Ingenieure sind in ihrem Beruf vor solchem Verhalten geschützt, weil die Brücken zusammenfallen, wenn das Künstlerische die Wissenschaft zu sehr verdrängt.

Leider sind die Verhältnisse in der Medizin nicht so einfach. Ein Patient kann trotz oder wegen der größten Anstrengungen seines Arztes sterben, die Ursache-Wirkungs-Beziehung ist unklarer, wenn das Werkmaterial nicht Stahl und Zement ist, sondern der lebende, reagierende menschliche Organismus.

Jedenfalls soll die künstlerischen Dimension der Therapie uns nicht daran hindern, eine rationale Analyse der Prinzipien und Methoden zu versuchen, die diese Disziplin zur Wissenschaft machen könnten.

3.2 Die moderne allopathische Definition von „wissenschaftlicher Medizin"

Eine Diskussion dieses wie jedes anderen medizinischen Themas wird durch die allgemeine Verwirrung der medizinischen Begriffe und Definitionen verkompliziert und durch das Fehlen einer unstrittigen Bedeutung des Ausdrucks „wissenschaftliche Methode" in der Medizin.

Die Sprecher der Schulmedizin werden ganz allgemein den Anspruch erheben, ihre Methoden seien bis zu einem solchen Grade wissenschaftlich, daß sie präzise Messungen umfassen. Sie glauben, die verschiedenen diagnostischen Tests, die auf bekannten chemischen und physikalischen Prinzipien basieren, seien wissenschaftlich und durch sie werde auch die therapeutische Praxis wissenschaftlich. Nun sind aber die Unzuverlässigkeit und Zweideutigkeit der diagnostischen Verfahren allgemein bekannt [2], sie können also nicht „wissenschaftlich" im üblichen Wortsinn sein. Hier greift der Arzt gewöhnlich auf den Begriff des ärztlichen „Taktes" oder des künstlerischen Gespürs zurück: „Die Urteilskraft ist das Wesen der klinischen Methode in ihrer Gänze " [3], die Diagnose „ist nicht das Ergebnis von Raten, sondern von sorgsam gefilterter Erfahrung, durch die das Wesentliche mit einer derartigen Geschwindigkeit erkannt wird, daß der Unkundige die einzelnen Denkschritte nicht von einander unterscheiden kann."[4]

Wenn die Diagnose schon kein wissenschaftliches Verfahren ist, kann der nächste Schritt, die Therapie, ebenfalls kaum wissenschaftlich sein. *Die allopathische Diagnose weist nie unzweideutig auf ein einzelnes Mittel hin;* es besteht keine zwingende oder unmittelbare Beziehung zwischen der Diagnose und der Arznei. Stets ist die Urteilskraft des Arztes auf den Plan gerufen.

Wird der Schulmediziner mit diesen Argumenten konfrontiert, antwortet er, die Medizin sei zwar nicht hinsichtlich jedes einzelnen individuellen Falles wissenschaftlich, das werde aber dadurch wettgemacht, daß sie auf der Basis einer statistischen Auswertung der Fälle vorgehe. Man meint also, statistische Methoden lieferten wertvolle Ergebnisse für den Wirksamkeitsnachweis von Arzneien.

Beide Versuche, die Medizin auf eine wissenschaftliche Grundlage zu stellen, gehen von der Prämisse aus, daß die Krankheit eine Entität ist. Denn bei der Diagnostik setzt man voraus, daß eine genaue Messung der Krankheitsparameter ausreicht, um festzustellen, ob der Patient an einer bestimmten Krankheit leidet, und die statistischen Wirksamkeitsnachweise sind nur dann aussagekräftig, wenn alle untersuchten Patienten tatsächlich die „gleiche Krankheit" haben.

Die Krankheits-Entität ist der Dreh- und Angelpunkt der modernen rationalistischen Medizin, wie schon bei Galen, Boerhaave, Cullen und anderen Vertretern.

Mit der Einführung der Statistik in die Medizin im frühen neunzehnten Jahrhundert durch Pierre Louis wurde das Krankheits-Konzept verfeinert, stieß aber sofort auf sehr ernste wissenschaftliche und methodische Einwände [5]. Im Kern besagten die Einwände immer, daß man Ungleiches nicht dadurch gleich machen kann, daß man es auf ein statistisches Mittel reduziert. Man kann einen statistischen Durchschnitt zwischen sechs Äpfeln und sechs Orange ermitteln, er würde aber keine physische Bedeutung haben, nichts in der Welt der Realität würde ihm entsprechen, und ganz zu Recht kann man die Frage stellen: Welchen Wert haben statistische Entitäten, denen nichts in der physischen Welt entspricht, besonders auf einem Gebiet wie der Medizin, wo die maßgebende Realität immer eine individuelle Person ist. In der schärfsten Form sind diese Gedanken von Claude Bernard formuliert worden:

Eine andere, sehr häufige Anwendung der Mathematik in der Biologie stellt die Berechnung von Mittelwerten und die Verwendung von Statistiken dar, die in der Medizin und Physiologie sozusagen immer zum Irrtum führen. Dafür gibt es zweifellos verschiedene Gründe, aber die gefährlichste Klippe bei Berechnungen physiologischer Vorgänge ist im Grunde immer, daß sie so komplex sind, weshalb sie nicht genügend definiert und vergleichbar sind. Die Verwendung von *Mittelwerten* in der Physiologie und der Medizin täuscht meistens nur eine Genauigkeit der Resultate vor... Neben... physikalischen und chemischen Mittelwerten gibt es auch physiologische, die man Durchschnitts-Beschreibungen der Vorgänge nennen könnte und die noch falscher sind. Ich nehme an, ein Arzt sammelt eine Anzahl Beobachtungen einer bestimmten Krankheit und gibt dann eine Durchschnitts-Beschreibung aller in den einzelnen Fällen beobachteter Symptome; er erhielte dann die Beschreibung einer Krankheit, die es in Wirklichkeit nie gibt. Auch in der Physiologie darf man nie Durchschnitts-Beschreibungen von Versuchen geben, denn die wahren Zusammenhänge der Vorgänge verschwinden in einem solchen Durchschnitt; ... Die Mittelwerte müssen also... abgelehnt werden, weil sie verwirren, wo sie zusammenfassen, und fälschen, wo sie vereinfachen wollen.[6]

Es ist wahrlich befremdlich, daß der große französische Physiologe, der gewöhnlich als der fortgeschrittenste Theoretiker der zeitgenössischen schulmedizinischen Therapiemethode zitiert wird, tatsächlich das grundlegende Konzept, auf dem diese Methode basiert, verworfen hat, denn man hört gar nichts davon. Die Kontroverse des neunzehnten Jahrhunderts über die Anwendung statistischer Methoden in der Medizin gilt einfach als irgendwie beigelegt, und Claude Bernards geistige Nachfolger waren bis vor kurzem zufrieden, es stillschweigend dabei zu belassen. Das Interesse an den statistischen Methoden in der Medizin wurde in den USA erneut 1962 durch die Kefauver-Harris-Zusätze zum *Food, Drug, and Cosmetic Act* geweckt. Das Gesetz zwang die pharmazeutischen Firmen zum ersten Mal, statistische Beweise für die Wirksamkeit der von ihnen hergestellten und verkauften Arzneien beizubringen. Bis dahin waren die klinischen Prüfungen mehr oder weniger zufällig erfolgt; danach wurden sie in großem Maßstab durchgeführt und viel ausführlicher in der medizinischen Literatur diskutiert.

Am Ende dieser Diskussion war das Konzept der Krankheits-Entität erneut ins Visier der Kritik geraten. Das theoretisch scheinbar so einfache Verfahren, eine Gruppe von Personen mit der „gleichen" Krankheit zusammenzustellen und deren Reaktion auf ein Medikament auszuwerten, stieß auf unerwartete Hindernisse. Die „Gruppenhomogenität" oder „Komparabiliät" zu gewährleisten, war viel schwieriger, als man angenommen hatte. Ein Medizinstatistiker kommentiert:

Eine der grundsätzlichen Beschränkungen, unter denen die klinische Forschung oft durchgeführt werden muß, ist die relativ kleine Anzahl von Patienten, die für eine bestimmte Studie verfügbar sind, speziell wenn man die Vielzahl von Variablen berücksichtigt, die, zumindest theoretisch, das Verhalten und die Symptomatologie beeinflussen können ... Es ist ... ziemlich schwierig, für ein umfassendes Modell streng vergleichbare Patientenkollektive zusammenzustellen. Manifeste oder versteckte Unterschiede in den Charakteristika der Patienten können angesichts der notwendigerweise beschränkten Anzahl der Probanden das Signifikanz-Niveau in der einen oder anderen Richtung völlig entstellen.[7]

Besonders akut ist das Problem bei der Chemotherapie der Geisteskrankheiten:

Die meisten psychiatrischen Syndrome haben weder allgemein anerkannte Ursachen (Ätiologie), noch Behandlungen, deren Wirksamkeit unbestritten ist. Folglich können bei Arzneimittelversuchen die Patienten nur nach diagnostischen Kriterien oder nach dem Vorhandensein oder Fehlen bestimmter Zeichen oder Symptome ausgewählt werden.
Zum Beispiel diagnostizieren die Ärzte in dem einen Krankenhaus nur bei solchen Patienten Schizophrenie, die zwei Jahre oder länger in stationärer Behandlung sind. Andere Ärzte im gleichen Krankenhaus dürften bei einigen der Patienten eine andere Diagnose stellen, z.B. Depression, psychopathische Persönlichkeit oder sogar organischer Hirnschaden und Epilepsie. Wenn das Kollektiv der Schizophrenen, die für die Studie benutzt werden, aus Patienten besteht, die unter einem Jahr in Behandlung sind, werden die Diskrepanzen in den Diagnosen noch größer.[8]

Manchmal sieht man die Schwierigkeit vor allem in der „Krankheits-Definition" oder in der „Definition des pathologischen Prozesses":

Wir können noch andere Schwierigkeiten bezüglich der Auswahl der Probanden anführen, die die Untersuchung verwirren können. Es gibt zum Beispiel Beweise dafür, daß klinische Versuche über die Behandlung der atypischen Pneumonie sich zumindest teilweise deshalb widersprachen, weil Schwierigkeiten in der Diagnose der Krankheit bestanden. Heute scheint es ziemlich sicher zu sein, daß der Eaton-Erreger, wenn er an der Verursachung einer primär atypischen Pneumonie beteiligt ist, ziemlich empfindlich auf Breitspektrum-Antibiotika reagiert. Wahrscheinlich reagieren andere, durch Viren verursachte Spielarten der atypischen Pneumonie nicht auf diese Antibiotika. Es ist schon darauf hingewiesen worden, daß die Diagnose „rheumatisches Fieber" ein breites Spektrum von Krankheiten deckt, und daß man die Ergebnisse klinischer Versuche dramatisch beeinflussen kann, wenn man es versäumt, Faktoren zu berücksichtigen, die bekanntermaßen die Prognose dieser Krankheit beeinflussen... Koronare Herzkrankheit und Krebs sind andere Sammelbegriffe für eine Vielzahl von Leiden, und wir müssen... behutsam bei der Klassifikation von Krankheiten vorgehen, damit unsere Resultate präziser werden und wir besserer Schlußfolgerungen aus ihnen ziehen können.[9]

Auch im zweiten Versuchsstadium, der Auswertung der Reaktionen auf die Arznei, ergeben sich Probleme. *Die biologische Wirkung einer Arznei läßt sich nie „a priori" durch eine theoretische Analyse ihrer Molekularstruktur bestimmen:*
Es gibt keine zuverlässige theoretische Grundlage für einen rationalen Ansatz, wirklich neuartige Gruppen von Medikamenten zu erforschen.[10]

Es gibt, wenn überhaupt, nur wenige Arzneien, deren grundlegenden Wirkungsmechanismus wir kennen.[11]
Heute hat sich das Gebiet der biochemischen Morphologie bis zu einem Punkt entwickelt, an dem man vernünftige Vermutungen darüber anstellen kann, welche Strukturänderung durch den Einfluß eines bestimmten Moleküls bewirkt wird. Voraussagen über die Nützlichkeit und Sicherheit aber sind auf dieser Basis unmöglich.[12]

152

Eine Grundannahme der orthodoxen rationalistischen Therapiemethode, daß nämlich der Wirkungsmechanismus einer Arznei erkennbar sei, ist also bislang unbewiesen.

Folglich muß der allopathische Arzt versuchen, die Arzneiwirkung empirisch zu messen und dann für die gesamte Patientenpopulation zu verallgemeinern. Hierbei aber ergeben sich die gleichen Verfahrensprobleme wie bei der Diagnose, denn die Patienten reagieren unterschiedlich auf das gleiche Medikament, so daß die statistische Mittelung der unterschiedlichen Reaktionen wiederum zu einem sinnlosen Ergebnis, zu einer fiktiven, lediglich mathematisch konstruierten Wirkung führt. Die moderne Literatur betont selbst, daß die Medikamentenwirkung „niemals bei allen Patienten und nicht einmal bei ein und demselben Patienten zu verschiedenen Zeitpunkten identisch ist" [13]. „Gelegentlich reagiert ein Individuum auf ein Medikament in einer Weise, die sich qualitativ völlig von der übliche Reaktion unterscheidet... Solch eine Reaktion nennt man ‚Idiosynkrasie'"[14].

Persönlichkeit und emotionaler Zustand des Patienten haben einen beträchtlichen Einfluß auf seine Empfindlichkeit gegen ein bestimmtes Medikament (Geistes- und Gemütssymptome sind natürlich für die homöopathische Verschreibung äußerst wichtig):

Der emotionelle Zustand des Individuums ist entscheidend für die Auswertung der Nitrite. Nicht alle, aber viele Patienten mit Angina pectoris neigen dazu, sich in eine gewisse Abhängigkeit zu ihrem Arzt zu begeben, der als eine Art Bollwerk zwischen ihnen und dem von ihnen befürchteten plötzlichen Herztod fungiert. Bei suggestiblen Patienten mit Angina pectoris findet man eine starke Placebo-Wirkung, und wirksamer als durch die Anwendung von Nitriten kann es durch die Persönlichkeit des Arztes, die zu einer Verminderung der Angst führt, zur Linderung der Angina kommen.[15]
Genau so wie bei bestimmten Laborversuchen einige Spezies besser als Versuchstiere geeignet sind als andere, ist auch bei Untersuchungen am Menschen oft die Auswahl einer geeigneten Versuchsperson das entscheidende Kriterium. Während die besten Versuchspersonen die Methode empfindlicher machen, können ungeeignete Versuchspersonen die Antwort auf das Arzneimittel so verwässern und die Methode hierdurch so unempfindlich machen, daß sie trotz Wirksamkeit des Mittels... nur negative Resultate ergibt... In Studien,

die subjektive Kriterien berücksichtigen, bewirken extrem phlegma-
tische Versuchspersonen, weil sie nicht mit normaler Empfindlichkeit reagieren, daß die Methode unempfindlicher wird, während
extrem nervöse und überreagierende oder sehr suggestible Probanden die Empfindlichkeit der Methode dadurch beeinträchtigen, daß
sie sowohl auf das Verum wie auch auf das Placebo mit einer Fülle
von Launen und Haltungen reagieren. Ganz allgemein entwerten
ungewöhnliche und abnormale, sowie hypersensitive und resistente
Versuchspersonen die Auswertungen.[16]

Diese Art von Kritik geht zwar in Richtung der von Claude Bernard
formulierten Position, doch schreckt sie vor dessen radikaler Schlußfolgerung zurück, daß *ungleiche Dinge durch noch so viel statistische Manipulation nicht gleich gemacht werden können,* kurz, daß die statistische
Methode in der Medizin nur zu Verfälschung und Verwirrung führt.
Der britische Genetiker Lancelot Hogben schlägt in die gleiche Kerbe:

Es reicht nicht zu zeigen, daß die Arznei A im Durchschnitt besser als
die Arznei B ist. Man sollte fragen: „Für welche Menschen (und
warum) ist Arznei A besser als Arznei B und umgekehrt? Wenn Arznei A 40% und Arznei B 60% heilt, vielleicht würde die richtige Mittelwahl für jede einzelne Person zu 100% Heilungen führen."[17]

Daß ein Großteil der Kritik ins Schwarze trifft, kann man an den
emotionellen Reaktionen von Louis Lasagna sehen. Er schreibt:

Wir unterscheiden uns natürlich jeder vom anderen, und es trifft
wahrscheinlich zu, daß man während einer Pneumonie-Welle Hunderte von Lungen abhören kann, ohne daß man zwei exakt gleich-
klingende findet. Das bedeutet aber nicht, daß keine gemeinsamen
Züge bei diesen Patienten da sind oder daß man therapeutisch jedesmal wieder von vorne anfangen muß, wenn man einen Patienten mit
Pneumonie vor sich hat. Wäre das der Fall, dann wäre jeder ärztliche
Unterricht unmöglich und die medizinische Praxis ein Chaos oder
wenigstens Anarchie. Trotzdem bildet das Problem der individuellen
Unterschiede aber eine Herausforderung... es gibt jedoch keinen
Grund für lähmende Verzweiflung.[18]

Das „Problem der individuellen Unterschiede" ist in Wirklichkeit aber wohl viel mehr als nur eine „Herausforderung". Die Homöopathie arbeitet seit 175 Jahren daran. Die Verwendung so übersteigerter Ausdrücke wie „lähmende Verzweiflung", „Chaos" und „Anarchie" spiegeln nur Lasagnas Sorge, *seine* ganze Methode, das Problem zu lösen, könne zusammenbrechen und ein Schuljunge hervortreten und ausrufen, daß der allopathische Kaiser ja gar keine Kleider an hat.

Und diese Sorge ist völlig berechtigt, denn die gegenwärtige Diskussion innerhalb der Schulmedizin über die therapeutische Methode enthüllt immer mehr die theoretische und praktische Schwäche des Konzeptes der Krankheits-Entität. Wenn dieser Eckpfeiler der allopathischen Therapie auf Sand gebaut ist, wackelt das ganze Gebäude.

Wir wollen die therapeutische Methode der Schulmedizin jetzt aus einem mehr theoretischen Blickwinkel untersuchen. Was man allgemein „wissenschaftliche Methode" nennt, ist nur eine Technik, Hypothesen an Erfahrungstatsachen zu überprüfen. Theoretisch ausgedrückt, besteht die allopathische, pharmakologische Therapie aus folgenden Schritten: Es wird aus irgendwelchen mehr oder weniger einleuchtenden Gründen die Hypothese aufgestellt, daß Patient X durch das Arzneimittel Y geheilt oder gebessert wird. Was immer auch an wissenschaftlichen Ergebnissen in die Formulierung dieser Hypothese eingehen mag, das Ergebnis ist stets eine Aussage dieser Art. Aufgabe des Arztes ist sie zu verifizieren.

Aufgrund des rationalistischen Krankheitsverständnisses muß die Ausgangshypothese zunächst in eine andere Form überführt, d.h. in die Sprache der jeweils gültigen nosologischen Klassifikation übersetzt werden: „Patient X hat die Krankheit X." Es kann also die Ausgangs-Hypothese nur in den Begriffen einer anderen Hypothese verifiziert werden: Der Beweis für die Richtigkeit der Hypothese, daß Patient X durch Arznei Y geheilt wird, hängt von der nächsten Hypothese ab, daß die Symptome und die Pathologie des Patienten X identisch sind mit den Symptomen und der Pathologie der Krankheit X. Hier steckt das Hauptproblem des allopathischen Vorgehens: Wie wir ausführlich gezeigt haben, gibt es keine präzise Beziehung zwischen der hypothetischen Krankheits-Entität und den einzig gewissen, unzweideutigen Erfahrungstatsachen, den realen, inividuellen Symptomen des konkreten Patienten; oder anders ausgedrückt: Der wirkliche Zustand des Patienten X ist in keiner Weise erfaßt, wenn ich sage, daß er an der Krankheit X leidet.

Wird die Ausgangshypothese nun in dieser verwandelten Form getestet – *„Krankheit X* wird durch Arznei Y geheilt" – so liefert sie Ergebnisse, die wiederum keinen klaren und direkten Bezug zur konkreten Alltagswirklichkeit des Arztes haben, sie lassen sich nämlich nicht in der Sprache des realen Patienten in der Sprechstunde, in der Sprache seiner individuellen Symptome ausdrücken, sondern nur in den abstrahierenden Begriffen der Krankheitslehre. Die Grundkonstruktion des Rationalismus erlaubt nur, den Patienten als Repräsentanten einer hypothetischen irrealen Entität zu sehen (s. Abb. 1).

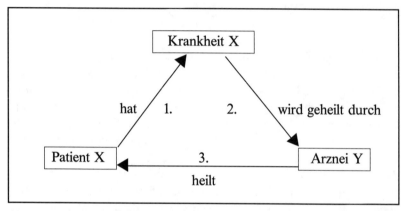

Abb. 1: Hypothesenbildung beim allopathischen Wirksamkeitsnachweis für Arzneimittel

Wie immer man dieses Vorgehen nennen mag, wissenschaftlich ist es nicht. Die Schulmedizin hat keine Methode, ihre Hypothesen an unzweideutigen Sinneswahrnehmungen zu überprüfen. Die Krankheits-Entität ist das statistische Mittel oder der Durchschnitt eine Reihe von unterschiedlichen Fällen, und es kann vorkommen, daß ihre Beschreibung sich nicht mit der Beschreibung eines einzigen beobachteten realen Falles deckt. Das Ergebnis ist ein methodischer Sumpf, in dem die eine zu verifizierende Hypothese vorübergehend durch eine andere, ihrerseits unbewiesene abgestützt wird, und es überrascht kaum, daß die pathologische und therapeutische Theorie der Schulmedizin verwirrende Wandlungen und Windungen vollführt, die für jeden Medizinhistoriker offensichtlich sind.

Verteidiger der modernen allopathischen Therapie bringen nun vor, man müsse sie trotz ihrer methodischen Defekte akzeptieren, weil es keine Alternative gäbe. Daß die Homöopathie eine Alternative ist, die die erwähnten methodologischen Unzulänglichkeiten im Wesentlichen beseitigt, wird ignoriert.

3.3 Die homöopathische Auffassung von „wissenschaftlicher Medizin"

Hahnemanns Ziel war es, eine rationale Methode in die Arzneimitteltherapie einzuführen. Es bleibt zu prüfen, ob diese Methode „wissenschaftlich" ist, d.h. ob sie die Anforderungen der wissenschaftlichen Methode erfüllt.

Wir beginnen mit der Feststellung, daß die Homöopathie ein anderes Prinzip für die Klassifizierung der Krankheiten anbietet. Nach diesem bereits besprochenen Prinzip werden die Krankheiten nach den Arzneien, die sie heilen, klassifiziert.[1] Genauer müßte man sagen, daß die Homöopathie eine Technik anbietet, die krankhaften Zustände auf symptomatischer Grundlage zu unterscheiden, denn die Symptome, die zu dem Heilmittel führen, sind dieselben, die dem Arzt anzeigen, an welcher Krankheit der Patient leidet. Dieser Gedanke bereitet Menschen, die in der Schulmedizin ausgebildet wurden, Schwierigkeiten. In ihrem Verständnis bewirkt die Homöopathie nichts als oberflächliche, symptomatische Heilungen.

Der Homöopath benutzt die Symptome aber ganz anders als der Schulmediziner. Es sind niemals einzelne oder isolierte Symptome, die ihn leiten, sondern es ist das gesamte dynamische Symptomen-Muster. Ein Einzelsymptom hat nie für sich selbst, sondern nur im Kontext der Gesamtheit aller Symptome des Patienten Bedeutung. Die Patienten werden nicht nach den Begriffen der spekulativen allopathischen Kategorien klassifiziert, sondern durch eine präzise Unterscheidung zwischen verschiedenen Krankheits-Zuständen in der Sprache der Symptome. *Die Symptomen-Gesamtheit des Patienten entspricht gleichzeitig*

---

[1] Wir müssen zwangsläufig die Begriffe „Heilung" und „Genesung" verwenden, weil es keinen passenden Ersatz gibt. Der Leser sollte aber daran denken, daß sie selbst in der homöopathischen Praxis zweideutig sind und die ganze Komplexität des Heringschen Heilungsgesetzes und der Hahnemannschen Lehre von den chronischen Krankheiten beinhalten.

den Symptomen des Arzneimittels, die Symptome sind bedeutungsvoll, weil sie auf die heilende Arznei verweisen.[2]

Auf diese Weise hat die homöopathische Methode das Problem gelöst, die Ausgangsdaten für eine wissenschaftliche Überprüfung der Therapie unzweideutig zu definieren – als Symptomatologie des realen Krankheitsfalles. Jeder wird so genau wie möglich beschrieben, und ein Beweis dafür, daß diese Beschreibungen richtig und genau sind, liegt in der Tatsache, daß sie nach mehr als 200 Jahren immer noch lesbar, verständlich und brauchbar sind. Generationen gründlich arbeitender Ärzte haben festgestellt, daß alte symptomatische Beschreibungen von Krankheitszuständen für sie genau so aussagekräftig wie für ihre Vorgänger sind. Es wird oft als eine Schwäche der Homöopathie angesehen, daß sie in ihren Grundlagen unverändert geblieben ist. In Wirklichkeit ist es ein Vorteil. Ein gut beobachtetes Symptom bildet eine unumstößliche Tatsache. Das homöopathische System ist stabil, weil es auf einer sicheren methodischen Grundlage ruht.

Die Homöopathie reduziert die künstlerische Komponente in der ärztlichen Praxis auf ein Minimum. Der bedeutende Homöopath James Tyler Kent schreibt:

Die Aufzeichnungen der bestätigten und verifizierten Prüfungen stehen da, wie so viele aufgezeichnete Tatsachen.
Die Symptome der Kranken sind aufgezeichnet, wie so viele aufgezeichnete Tatsachen.
Die Ähnlichkeit zwischen beiden ist die einzige veränderliche Größe, sie ist eine Sache der Kunst; und Kunst ist immer eine veränderlich Größe.[19]

Die homöopathischen Beschreibungen der Krankheiten und Arzneien sind nun nicht nur präzise, sondern auch systematisch. Das

---

[2] Der Gedanke, krankhafte Zustände nach den Arzneimitteln, die sie heilen, zu unterscheiden, wurde sogar in einer allopathischen Zeitschrift vorgebracht. Die Autoren Hoffer und Osmond bemängeln, die Betonung der Krankheitskategorien habe zur Produktion von Arzneien mit unerwünschten Nebenwirkungen geführt, und sie schlagen vor, daß man nach spezifischeren Arzneimitteln forschen solle. Sie rufen dazu auf, die Arznei und nicht die Krankheit in den Mittelpunkt zu stellen: „Das wesentliche an dieser Methode ist, die klinische Situation zu finden, die einer bekannten Chemikalie entspricht. Die Kliniker sollte das nicht schrecken, denn es ist eine der medizinischen Standardmethoden ..." (Hoffer und Osmond 1961, 222).

Hauptproblem in der Medizin ist der Wust von fein differenzierten Krankheitszuständen und die Riesenmenge an Informationen, die sich dem Arzt darbieten und nach einer methodischen Richtlinie verlangen. Die hochdifferenzierten homöopathischen Krankheitsbeschreibungen hätten kaum einen Wert ohne ein allgemeines Prinzip, das es dem Arzt ermöglicht, eine Ordnung unter den vielen widersprüchlichen und unterschiedlichen Symptomen und Fällen herzustellen. Die rationalistischen Ärzte der Antike und der Moderne haben diese Ordnung, diesen Leitfaden für die Praxis, im inneren, pathologischen Prozeß gesucht. Die Homöopathen verwarfen diesen Ansatz als unzuverlässig und unwissenschaftlich und schlugen einen anderen vor, nämlich den, die Myriaden von Krankheitsfällen nach den Arzneien, die diese heilen, zu ordnen, d.h. wie wir oben ausgeführt haben, die Fälle aufgrund ihrer Symptome voneinander zu unterscheiden.

Die homöopathische Krankheitsbeschreibung ist nicht nur das Werk von Kunstfertigkeit, sondern bedeutet auch einen streng wissenschaftlichen Ansatz für das Problem der Charakterisierung von Krankheiten: *Kraft des Similegesetzes* beschreiben sie gleichzeitig das heilende Medikament.

Wie stellt sich nun das homöopathische Vorgehen im Lichte der wissenschaftlichen Methode dar? Ausgangspunkt ist das uninterpretierte, vorurteilslos beobachtete und beschriebene Symptomenmuster des einzelnen Patienten. Getestet wird die Hypothese, daß das Mittel mit dem im homöopathischen Sinne ähnlichen Symptomenmuster den Patienten bessert oder ihn heilt. Die Besserung oder Heilung wird auch an den Veränderungen des gesamten Symptomenmusters abgelesen und nicht an der Veränderung irgendwelcher Parameter, die erst wieder in die Symptomensprache zurückübersetzt werden müßten. Jede Behandlung ist auf diese Weise eine wissenschaftliche Überprüfung der Similehypothese, und wenn der Patient gesundet, kann der Arzt vorläufig die Gültigkeit der Hypothese annehmen. Hat er aber aber Hunderte und Tausende von Patienten behandelt und festgestellt: (1) Die meisten von ihnen genesen, (2) die Genesung stimmt mit dem Heringschen Gesetz überein, (3) die genesenen Patienten bleiben gesund und sind im späteren Leben vergleichsweise frei von chronischen und geistigen Krankheiten, – dann darf er daraus schließen, daß die Similehypothese eine wissenschaftliche Richtschnur für die medizinische Praxis ist, und er kann mit Recht vom Similegesetz sprechen.

Eine weiteres Indiz für den wissenschaftlichen Status der Homöopathie bedeutet die Tatsache, daß ihr Wissen im Gegensatz zum allopathischen Wissen stabil und kumulativ ist. Carol Dunham definierte 1885 eine wissenschaftliche Medizin als eine Medizin, die die „Fähigkeit unbegrenzten Fortschrittes in allen ihren Elementen [besitzt], ohne daß das ihrer Integrität als ganzer abträglich ist" [20]. In ihren wesentlichen Grundlagen ist die Homöopathie seit 200 Jahren unverändert geblieben. Wie schon erwähnt, sind alte und älteste Beschreibungen von Krankheitsfällen, wenn sie in der Sprache der Symptome und nicht in der Sprache irgendeiner vergänglichen Theorie über das Funktionieren des Organismus abgefaßt sind, für die Homöopathen aller Zeiten verständlich und brauchbar. Des weiteren läßt sich neues pharmakologisches Wissen jederzeit in den vorhandenen Rahmen der Lehre integrieren, ohne, daß das alte überflüssig wird.[3]

Dies kontrastiert mit der Schulmedizin, deren Krankheitskategorien mit den pathologischen Moden wechseln. Zeichen und Symptome die während der einen geschichtlichen Periode als wichtig angesehen werden, verlieren ihre Bedeutung in einer anderen Periode und werden durch neue und andere Indikationen ersetzt.[4]

Wie überhaupt, so betrachtete man auch in der Medizin lange Zeit unaufhörlichen Wandel als Anzeichen für Fortschritt. Gegen Ende des zwanzigsten Jahrhunderts erkennt man allmählich, daß Wandel an sich kein ungetrübtes Gut ist. Die Praxis der Medizin kann nur profitieren, wenn die Ärzte in den Phänomenen von Krankheit und Gesundheit das Dauerhafte und Unveränderliche suchen, anstatt jede angeblich weltbe-

---

[3]) Beispiele für die Integration neu entdeckter pharmakologischer Substanzen sind Cortison, Ergotin, Haloperidol, Penicillin, Scopolamin u.a.

[4]) Hier ein homöopathischer Kommentar zu diesem Thema: „Tausende und Abertausende von Hypothesen findet man in der allopathischen Literatur, und jedes Jahr bringt frischen Nachschub, der sich vom Vorhergehenden unterscheidet. Innerhalb weniger Jahrzehnte sieht der aufmerksame Beobachter, daß man sich im Kreis bewegt hat. Das wird medizinischer Fortschritt genannt. Wir aber schauen darauf, wie auf einen Mann, der ohne Kompaß ein unbekanntes Land bereist... Für jeden neuen Einfall der Lebenskräfte findet die Alte Schule einen neuen Namen und eine neue Spekulation, die auf ihren Kenntnissen der unvollkommenen Wissenschaft, der Physiologie, beruht; und mit Hilfe eines geschäftstüchtigen Pharmazeuten wird dann ein Spezifikum für diese Krankheit produziert, ungeachtet der Tatsache, die jeder weiß, daß dasselbe Mittel nicht alle Fälle der gleichen Krankheit heilt" *(Southern Journal of Homoeopathy,* VII [1890], 325). Zu weiteren Ausführungen über die wissenschaftliche Methode in der Medizin vergl. Coulter 1982, II, 680-703.

wegende, die gesamte Heilkunde revolutionierende Neuerung demütig
zu akzeptieren.

3.4 Allopathische Einwände gegen die Homöopathie

Der erste spontane Einwand des Schulmediziners gegen die Homöopathie lautet, daß deren symptomatische Beschreibungen der Krankheitszustände weniger sicher und zuverlässig seien, als die „objektiven"
physiologischen Meßverfahren, die in der allopathischen Praxis benutzt
werden. EKG, Biopsien, mikroskopische Blut- und Gewebeuntersu-
chungen usw. hält man für objektivere und deshalb für zuverlässigere
Bestimmungen der Krankheitsparameter.

Kurze Überlegung zeigt, daß dieser Einwand aus der Idee einer im
Organismus eingewurzelten Krankheits-Entität abgeleitet ist, deren
wahres Gesicht nur enthüllt werden kann, wenn man unter die Haut-
oberfläche dringt, sie räumlich aufsucht und quasi festnagelt. Ohne die
Lehre von der Krankheits-Entität wäre dieses instinktive Gefühl viel
schwächer.

Analysiert man den Einwand unter dem Blickwinkel der wissenschaftlichen Methode, erweist er sich als unbegründet. Wie wir hervor-
gehoben haben, muß eine wissenschaftliche Methode von unzweideutigen Grunddaten ausgehen, von sogenannten „harten" Daten. Untersucht man, was in der modernen Medizin praktisch unter „Härte" verstanden wird, kommt man auf „Reproduzierbarkeit", „Objektivität"
während der Untersuchung und „Dimensionaliät", d.h. Ausdrückbar-
keit des Ergebnisses durch eine mit einer Dimension versehenen Zahl.
Wie inzwischen auch in der allopathischen Literatur eingeräumt wird,
ist aber keines dieser drei Attribute erforderlich, um wissenschaftlich
annehmbare Daten zu erhalten [21]. Als wesentliches, zwischen Allopathie und Homöopathie unumstrittenes Erfordernis, als fundamentales
Attribut wissenschaftlicher Daten bleibt die „Konsistenz", d.h. wenn
eine Beobachtung von mehreren Wissenschaftlern gleichzeitig gemacht
oder vom selben oder anderen Beobachtern wiederholt wird, so sollten
die Ergebnisse übereinstimmen. Studiert man nun die homöopathische
Materia medica, die Repertorien und die Fallbeschreibungen, so ist es

gerade das erfolgreiche Bemühungen um Konsistenz, was als erstes in die Augen fällt: Tausende, Zehntausende von Zuständen und Symptomen sind so beschrieben und definiert, daß jeder, der diese hochentwikkelte Symptomensprache gelernt hat, sich mit den anderen, die die Sprache beherrschen, verständigen kann. Es gibt also nicht den geringsten Grund, die homöopathischen symptomatischen Beschreibungen als „soft" abzuwerten.

Stellen wir nun die Gegenfrage: Liefern denn die „objektiven" allopathischen Meßverfahren tatsächlich unzweideutige, konsistente Daten? Zwar charakterisieren derartige Messungen gewisse Prozesse, die im Patienten ablaufen, für die Behandlung aber, den unumstrittenen Hauptzweck jeder wissenschaftlichen Medizin, sind sie, gleichgültig wie sorgfältig der Arzt seine Messungen durchführt, nur insofern wichtig, als sie auf eine der eingeführten Krankheitskategorien verweisen. Ihr Wert ist dadurch beeinträchtigt, daß es keine rational nachvollziehbare Begründung dafür gibt, inwiefern der inividuelle Fall hinreichend oder überhaupt auch nur sinnvoll durch die Subsummierung unter eine Krankheitsnamen erfaßt ist. Die genauesten Messungen verlieren ihre Gültigkeit, wenn sie sich nur auf ein sinnloses, rein mathematisch konstruiertes, statistisches Mittel beziehen.

Die Techniken der pathologischen Messungen haben ohne Zweifel seit dem neunzehnten Jahrhundert große Fortschritte gemacht, und der moderne Homöopath kann vielleicht etwas von Hahnemanns strikter Zurückweisung der Pathologie abgehen. Doch sind zum einen die Ergebnisse auch scheinbar äußerst zuverlässiger diagnostischer Messungen[5] immer noch erstaunlich unzuverlässig, unzuverlässiger als allgemein angenommen wird und als den meisten Ärzten bewußt ist [22], und zum zweiten bleibt das pathologische Wissen prinzipiell instabil, wie man an dem beständigen Wandel der pathologischen Theorie erkennt. Die Symptomen-Muster andererseits sind im wesentlichen die gleichen wie vor 200 Jahren. Wo sie sich verändert haben, können die Veränderungen von dem beobachtenden Arzt genau vermerkt werden. Symptomatisches Wissen ist bis heute zuverlässiger als das pathologische Wissen, und die Homöopathie räumt den Symptomen mit guten

---

[5] Wie z.B. der Nachweis beta-hämolysierender Streptokokken, histologische Untersuchungen von Cervicalabstrichen, die Auswertungen von Röntgenaufnahmen des Thorax etc.

Gründen wie bisher Priorität vor den „objektiven" pathologischen Parametern ein.

Dieses Beharren wurzelt auch in der homöopathischen Anhänglichkeit an die Lebenskraft. Die Homöopathen meinen, daß Krankheit als erstes die Lebenskraft beeinträchtigt. Sie beziehen sich dabei auf die einfache Beobachtung, daß man stets zuerst eine Veränderung im allgemeinen Wohlbefinden des Kranken und dann zunehmend differenziertere Symptome bemerkt, *bevor* irgendwelche „objektiven" Veränderungen in den Körperflüssigkeiten oder Geweben festzustellen sind. Den fortschreitenden pathologischen Veränderungen gehen in allen Stadien Veränderungen der Symptome voraus.[6] Deshalb haben diese verständlicherweise eine größere Bedeutung. Richtet der Arzt seine Aufmerksamkeit auf sie, kann er der pathologischen Verschlimmerung vorbeugen.

Der moderne homöopathische Arzt wird oft dieselben chemischen, mikroskopischen und sonstigen Tests wie der Schulmediziner durchführen, aber er ist sich stets der zweitrangige Bedeutung des so gewonnenen Wissens bewußt. Es beinhaltet ja schließlich in seinen Augen nur Spätfolgen der Erkrankung, relativ einförmige, grobe und uncharakteristische materielle Schäden, die erst nach den Veränderungen der Vitalität auftreten. Theoretisch korrekt ausgedrückt, erfährt die gesamte Pathologie im weiteren Sinne, das Prunkstück der modernen allopathischen Medizin, eine dramatische Entwertung in der Homöopathie: Die pathologischen Veränderungen sind in ihrer Lehre nur noch Symptome. Sie haben ihren Erklärungswert, ihren Wert für das wissenschaftliche Renommee der Medizin und großenteils auch die Bedeutung für die Therapie eingebüßt, denn angesichts der übrigen Symptomenfülle erweisen sie sich in der Praxis zumeist als wenig brauchbar bei der Charakterisierung des Krankheitszustandes und des spezifischen Mittels. Folglich wäre es für den Homöopathen widersinnig, den Kreis der zu beurteilenden Parameter gerade auf die Pathologie einzuengen. In den Prüfungen seiner 1500 oder mehr Arzneimittel hat er Standards

---

[6]) Es ist schwer zu verstehen, daß die allopathische Medizin heute einerseits die Ergebnisse eigener Untersuchungen veröffentlicht, die eindeutig beweisen, daß nur ein ganz geringer Prozentsatz aller Symptome sich „erklären" läßt, d.h. gleichzeitig mit pathologischen oder pathopysiologischen Veränderungen auftritt, als Konsequenz davon aber nicht einmal erwogen wird, die theoretischen Annahmen, nach denen Patholgie als Ursache Symptome erzeugt, zu revidieren (vergl. Feinstein 1983).

für die Individualität der vielen Tausenden von Krankheitsprozessen, und durch sorgfältige Aufzeichnung der Symptome, von denen die pathologischen Veränderungen nur einen Bruchteil ausmachen, kann er den Patienten mit einem dieser verschiedenen Krankheitszustände zur Deckung bringen.

Die homöopathischen Symptome sind das Ergebnis lang dauernder Beobachtungen und mühsamen Denkens von Arzt und Patient. Hering schrieb über die Prüfungssymptome:

> Wir können gewiß nichts Anderes tun, als einige Beobachtungen für wahrscheinlicher und andere für weniger wahrscheinlich zu halten, und eine Bestätigung verstärkt natürlich die Wahrscheinlichkeit, bis ein höheres Gesetz entscheidet... Es sind jetzt 50 Jahre her, seit ich zur homöopathischen Schule stieß, und ich habe keinen einzigen Prüfer getroffen, der die Symptome, die er bekam, „glaubte" und der nicht eine Bestätigung suchte. Nicht nur wiederholten wir die Experimente wieder und wieder, sondern wir waren eifrig bestrebt, weitere Prüfer zu haben, und wenn Prüfungsergebnisse veröffentlicht wurden, verglichen wir stets eifrig die der anderen mit unseren... Was wir dann wiederholt durch Heilungen bestätigt fanden, Tag für Tag, Woche für Woche, Jahr für Jahr, das nahmen wir als unser Fundament, als echten Gewinn der neuen Wissenschaft; es war, was wir die Charakteristika der Arzneimittel nennen...[23]

A priori gibt es schließlich keinen Grund dafür, daß Krankheiten sich nicht präzise in der Sprache ihrer Symptome bestimmen lassen. Zwar kann nur ein sehr geschickter Arzt ein getreues und vollständiges Bild der Krankheit mit dieser Methode herausbekommen, die Methode selbst aber ist präzise. Einen größeren Grad an Präzision bei der Beurteilung vitaler Phänomene zu erstreben, bedeutet einen Irrtum. Aristoteles sagt, daß ein gebildeter Mensch nicht mehr Präzision sucht, als der Sache inhärent ist. Die sogenannten objektiven Meßverfahren der Schulmedizin (obwohl mitunter in dem erwähnten Sinne auch für den Homöopathen nützlich) ergeben nur allzu oft eine unechte Präzision, äußerst verfeinerte Daten, die keine Bedeutung mehr haben, keine therapeutische Anwendbarkeit. Für die Wissenschaftlichkeit ist, wie wir ausgeführt haben, die Präzision ohnehin sekundär, wenn die Konsistenz gewährleistet ist.

Ein zweiter Einwand, der oft von Sprechern der Schulmedizin gegen die Homöopathie erhoben wird, betrifft die Universalität der homöopathischen Methode. Sie geben durchaus zu, daß das Similegesetz eine gewissen Anwendbarkeit in der Therapie hat, was viele Forschungen der Schulmedizin selbst beweisen [24], aber sie pflegen abzustreiten, daß es eine so breite Anwendbarkeit hat, wie die Homöopathie behauptet. Über diesen Einwand läßt sich natürlich nicht theoretisch, sondern nur empirisch entscheiden: Die universelle Gültigkeit des Similegesetzes kann man nur überprüfen, wenn man wenigstens probeweise die Hahnemannsche therapeutische Methode akzeptiert und anwendet. Wie es aussieht, ist sie aber außer für eine Minderheit unter den Ärzten zu streng und zu schwer erlernbar, so daß ein echter Diskurs zwischen beiden Schulen hier schlicht eine praktische Grenze findet. Überblickt man die Auseinandersetzungen um die Homöopathie seit ihrem Bestehen, so zieht sich wie ein roter Faden hindurch, daß jeder produktive und gleichwertige Streit schon allein daran scheitert, daß die Homöopathen ihren allopathischen Kollegen quasi automatisch überlegen sind: Als approbierte Ärzte haben sie, wie schon Hahnemann, die schriftliche Bestätigung ihrer Gegner, der allopathischen Fakultäten, in Händen, daß sie in Examina überprüfte, intime praktische und theoretische Kenntnisse der Allopathie besitzen, während ihre Gegner durchweg bis auf den heutigen Tag eine unglaubliche Unkenntnis auch nur der theoretischen Positionen der Homöopathie an den Tag legen, von deren praktischen Erfahrungen gar nicht zu reden.[25]

So bringen Allopathen dann schließlich gegen die Homöopathie vor, deren Lehren wären schon längst vom ganzen Berufsstand übernommen worden, wenn sie wirklich so nützlich seien, wie die Neue Schule behauptet. Dieser Einwand beruht natürlich auf der unbewiesenen Annahme, daß die Ärzte stets die therapeutisch überlegene Methode anwenden. Gegen diese durchsichtige Behauptung spricht unsere Analyse der Medizin des neunzehnten Jahrhunderts [26]. Sie zeigt, daß die Homöopathen eine der damaligen Allopathie äußerst überlegene therapeutische Technik besaßen, was von den meisten *heutigen* Allopathen auch gar nicht bestitten wird. Trotzdem waren die Ärzte des neunzehnten Jahrhunderts weit davon entfernt, der Neuen Schule die Türen einzurennen; zwar übernahmen sie viele der homöopathischen Arzneien, ließen aber viel mehr links liegen und verwarfen die zugrundeliegende Theorie.

Nachdem die Ärzteschaft fünfzig Jahre der Homöopathie standgehalten hatte, war sie hocherfreut über das Auftauchen der Keimtheorie, versprach diese doch für ein weiteres Jahrhundert Ablenkung von den harten Problemen, die die homöopathische Theorie und Praxis aufwarfen.[7]

Die Geschichte der Homöopathie liefert überzeugende Belege dafür, daß therapeutischen Erfahrungen, wenn sie von einer abgelehnten Theorie richtig vorhergesagt wurden und diese also zu bestätigen drohen, von der Mehrheit der Ärzte ignoriert und sogar bekämpft werden. Die Akzeptanz einer Theorie hängt vor allem von ihren ökonomischen Konsequenzen und ihrem Verhältnis zu den dominierenden weltanschaulichen Trends ihrer Zeit ab. Das ist heute nicht weniger wahr als um 1850.

3.5 Die ultramolekularen Dosen

Ein Standardeinwand gegen die Homöopathie lautet, die ultramolekularen Verdünnungen „könnten" keine Wirkung haben, weil die arzneilichen Substanzen über die Avogadrosche Grenze hinaus verdünnt seien.

Hahnemann war ein Zeitgenosse von Amadeo Avogadro (1776–1856), der entdeckt hatte, daß die Anzahl der Moleküle einer jeden Substanz in einem Mol stets $6,023 \cdot 10^{23}$ beträgt. Ein Großteil der allopathischen Kritik an der Homöopathie richtete sich folglich gegen die Verwendung von Verdünnungen jenseits der C 12 oder D 24, die wahrscheinlich kein einziges Molekül der ursprünglichen Arznei mehr enthalten.

Hahnemann legte lediglich fest, daß die Arznei in „kleinstmöglicher" Dosis zu geben sei, die Bedeutung von „kleinstmöglich" überließ er im Einzelfall dem Ermessen des Praktikers. Es gibt kein homöopathisches „Infinitesimalgesetz", und die Homöopathen verwenden ihre Arzneien in allen möglichen Verdünnungen, angefangen mit der Urtinktur.

---

[7] Dies ist der Grund dafür, daß der Ärztestand sich die Keimtheorie so rasch einverleibte – ein Phänomen, das einige Historiker verblüfft hat (vergl. auch Coulter 1977, 677–680).

Trotzdem waren die „ultramolekularen" Dosen immer ein beliebtes Ziel für die politischen Angriffe der Allopathen. Es gibt zahlreiche Artikel und Bücher, in denen diese Dosierung lächerlich gemacht wird.

Deshalb hielten es die Homöopathen zu Beginn der 1920er und 1930er Jahre für nötig, ihre klinischen Ergebnisse durch Laborexperimente zu untermauern. Diese experimentelle Arbeit dauert bis heute an. Sie hat nicht nur gezeigt, daß die ultramolekularen Gaben eine physikalisch-chemische Kraft enthalten, sondern auch Hahnemanns These von den primären und sekundären Symptomen und deren Beziehung zur Gabengröße bestätigt.

Das gesamte Material, das diese Forschungen erbracht haben, ist zu umfangreich, als daß es sich hier ausbreiten läßt, doch wollen wir einige allgemeine Hinweise auf die eingeschlagenen Richtungen geben.

Die Aufgabe der Homöopathie auf diesem Gebiet war im zwanzigsten Jahrhundert leichter als im neunzehnten, weil die Forschung in der allopathischen Medizin und in den Naturwissenschaften mittlerweile entdeckt hat, daß die Schwelle, bis zu der Verdünnungen noch eine Wirkung zeigen, weit tiefer liegt, als man früher angenommen hatte.

Gabriel Bertrand fand 1912 heraus, daß das Wachstum von Aspergillus (ein Pilz) günstig beeinflußt wurde, wenn man der Nährflüssigkeit Mangan im Verhältnis eins zu einer Milliarde oder sogar eins zu einer Dezillion zusetzte.[27]

1930 wurde beobachtet, daß Acetylcholin (ein biogenes Amin) in einer Verdünnung von 1 mg/500.000 Gallonen Blut den Blutdruck einer Katze erniedrigt; der Herzschlag eines Hundes wurde durch noch stärkere Verdünnungen beeinflußt.[28]

Hans Zinsser schrieb 1939, daß man mit 0,000001 ccm Pferdeserum und mit noch kleineren Mengen von Hühnereiweiß eine allergische Reaktion auslösen könne.[29]

Howard Florey, einer der Pioniere bei der Entwicklung des Penicillins, berichtete 1943, daß diese Substanz in einer Verdünnung von 1:50.000.000 oder sogar von 1:100.000.000 *in vitro* das Wachstum empfindlicher Mikroorganismen hemmt; an Streptokokken wurden morphologische Veränderungen bei Verdünnungen von 1:250.000.000 beobachtet. Alexander Fleming schrieb, eine Verdünnung von Penicillin im Verhältnis 1:80.000.000 sei der Verteilung eines Tropfen Wassers auf 6000 Flaschen Whiskey äquivalent; folglich entspräche eine Verdünnung von 1:250.000.000 der Verteilung eines Tropfens auf 25.000 Flaschen.[30]

Krawkow war 1923 wohl der erste, der mit homöopathischen Mikroverdünnungen an Tieren experimentierte und deren Wirkung auf die Blutversorgung des isolierten Kaninchenohres untersuchte. Er verband die Arterien des Ohres durch Gummischläuche mit einer Flasche Ringerlösung und verglich den Fluß der Lösung ohne und mit Zusätzen von Mikroverdünnungen. Typische Vasokonstriktoren wie Histamin und Adrenalin erweiterten die Kapillaren in kleinen Dosen; Chloroform, Äther und andere Narkotika, die in großen Dosen die Kapillaren erweitern, verengten sie in kleinen Dosen.[31]

G.B. Stearns aus New York gab 1925 arsenige Säure *(Arsenicum album)*, Quecksilbernitrat und verriebenes Tumormaterial in Verdünnungen von D 6 bis zu D 400 zu Kulturen eines Stammes der Taufliege (Drosophila melanogaster), bei dem die Hälfte der männlichen Fliegen an angeborenen Tumoren starben. Durch Hinzufügen der Mikroverdünnungen sank die Todesrate der an dem angeborenen Tumor sterbenden Fliegen auf ein Viertel.[32]

Im gleichen Jahr veröffentlichte er Experimente an Meerschweinchen, denen er täglich Natriumchlorid *(Natrium muriaticum)* als D30, D200, D400, D600, D800, D1000, D1200 und D1400 gab. Die Testgruppe verlor Appetit und Gewicht, war weniger aktiv als die Kontrollgruppen, saß in eigenartigen Stellungen, als ob sie die Kraft in den Beinen verloren hätte, das Fell war stumpf und rauh, die Augen stumpf und wäßrig, die Mortalität war höher und die Reproduktionsrate niedriger als in der Kontrollgruppe, und die Jungen waren untergewichtig.[33]

König zog 1927 Embryos von Kaulquappen in Wasser, dem er Quecksilber- und Silbernitrat hinzugefügt hatte, und bestimmte die Sterberate pro Zeit. Er stellte unterschiedliche Reaktionen auf die unterschiedlichen Verdünnungen fest [34]. 1929 wiederholte Vondracek Königs Experimente unter Verwendung von Prager Leitungswasser und Mikroverdünnungen von Goldchlorid (D4 bis D24).[35]

1927 erforschte H. Junker die Wirkungen von Mikroverdünnungen von Kokainsulphat, Atropinsulphat, Koffein, Orangensaft, Zitronensaft, Kaliumoleat (bis D27) und von Octylalkohol, Hydrochlorsäure und anderer Substanzen auf Kulturen von Paramaecium. Die Vermehrungsrate veränderte sich in Abhängigkeit von den Substanzen und dem Verdünnungsgrad.[36]

Paterson und Boyd berichteten 1941 über das Umschlagen des Schick-Testes von positiv nach negativ nach oraler Gabe von aluminium-präzipitiertem Toxoid C30 oder *Diphterinum* C200.[37]

In den 1930er Jahren führte W. Persson in Leningrad Experimente über die Wirkungen homöopathischer Verdünnungen von Quecksilber-Chlorid auf die Fermentationsgeschwindigkeit von Stärke durch Ptyalin (Speichelamylase) und die Wirkung einer Reihe anderer Substanzen in homöopathischen Verdünnungen auf die Lyse von Fibrin durch Pepsin und Trypsin durch. In seinen kontrollierten Versuchen erzielte er signifikante Resultate [38]. 1933 veröffentlichte er Berichte über erfolgreiche Wiederholungen seiner Experimente.[39]

1954 veröffentlichte W. Boyd die Ergebnisse einer 15jährigen Nachprüfung des Perssonschen Stärke-Experimentes, das die Ergebnisse bestätigte. Boyd führte von 1946 bis 1952 in mehreren Serien mehr als 500 vergleichende Experimente durch. Diese wurden von unabhängigen Statistikern kontrolliert, die zu dem Ergebnis kamen, daß Experimental- und Kontrollröhrchen sich durch einen p-Wert von weniger als 0,001 unterschieden.[40]

Die Ergebnisse wurden in der allgemeinen Presse und in Fachzeitschriften veröffentlicht.[41]

Auch viele, gut kontrollierte botanische Experimente mit homöopathischen Mitteln sind veröffentlicht worden.

Kolisko war ein Pionier auf diesem Gebiet. 1923 tränkte er Weizen und andere Samen mit Mikroverdünnungen bis zur D 30 von Eisensulphat, Antimoniumtrioxid und Kupfersalzen. Das Wachstum wurde durch tiefe Verdünnungen beschleunigt, durch höhere gehemmt und durch noch höhere wieder stimuliert. Messen und Wiegen der Sprößlinge ergaben das gleiche Resultat.[42][8]

Die Forschungstätigkeit auf diesem Gebiet dauert an und hat sich seit den 1950er Jahren beschleunigt.[9]

Ebenfalls in den 50er Jahren wurde eine neue Methode, die sich auf physikalische Techniken stützt, in die Erforschung der Mikroverdünnungen eingeführt. Sie ergab Resultate, die sich völlig mit denen der

---

[8] Diese Versuche sind Jahrzehnte lang fortgeführt worden (vergl. Kolisko 1961).

[9] Einzelheiten in: Harris L. Coulter *Homöopathische Wissenschaft und moderne Medizin*. St. Gallen 1991; Marco Righetti *Forschung in der Homöopathie*. Göttingen 1988; Bernhard Poitevin *Le Devenir de l'Homoeopathie*. Paris 1987.

botanischen, bakteriologischen und zoologischen Experimente vergleichen lassen.

Wurmser und Loch arbeiteten 1948 mit Wellenlänge und Intensität einer fixen Lichtquelle. Sie filterten den Lichtstrahl so, daß nur Licht einer Wellenlänge zwischen 3800 und 4200 Å passieren konnte, und schickten ihn durch eine mit Lösung gefüllte Kammer. Sie gaben Mikrodosen (D24 bis D30) von Chininsulfat, *Taraxacum dens leonis* und *Aesculus hippocastanum* zu der Lösung und registrierten die Veränderungen mittels einer photoelektrischen Zelle.[43]

Stephensen und Brucato maßen 1966 Veränderungen der Dielektrizitätskonstante von Wasser, dem sie Mikrodosen (D1 bis D33) von Quecksilberchlorid hinzufügten. Alle Verdünnungen bis zur D33 ergaben eine Veränderung der Dielektrizitätskonstante.[44]

1963 benutzten Boericke und Smith kernmagnetische Resonanzphänomene um Unterschiede zwischen folgenden Lösungen zu untersuchen: 1) gewöhnlichen 87%igen Alkohol, 2) eine D12-Verdünnung der Arznei Sulphur, die durch Serienverdünnung ohne Verschütteln hergestellt war, 3) eine D12-Lösung von Sulphur, die vor jedem Verdünnungsschritt verschüttelt worden war. Sie waren in der Lage 3) von 1) und 2) zu unterscheiden und zogen die Schlußfolgerung: „Irgendeine Art von Energie teilt sich durch die Verschüttelung der homöopathischen Arznei mit, wobei es zu einer leichtenVeränderung des Alkohols in diesen Verdünnungen kommt."[45]

Weitere Experimente mit kernmagnetischer Resonanz wurden von Young am Hahnemann Hospital in Philadelphia durchgeführt. Schwefelverdünnungen von der C 5 bis zur C 30, die auf jeder Verdünnungsstufe verschüttelt worden waren, zeigten auf jeder Stufe meßbare Veränderungen des Spektrums. Er fand diese Veränderungen nicht bei Alkohol, der ohne Zugabe von Sulphur verschüttelt wurde oder bei alkoholischen Verdünnungen von Schwefel, die nicht verschüttelt worden waren.[46]

Youngs Experimente wurden 1985 von Adam D. Sacks mit dem gleichen Ergebnis wiederholt.[47]

3.6 Klinische Versuche in der Homöopathie

Seit Einführung des „kontrollierten klinischen Versuches" in den 1950er Jahren, steht die Frage nach der Anwendbarkeit dieser Technik bezüglich der homöopathischen Mittel auf der Tagesordnung. Es wurde sogar zu verstehen gegeben, die Barrieren gegen eine allgemeine Anerkennung der homöopathischen Mittel würden fallen, wenn sich ihr therapeutischer Wert nur ebenso rigoros wie der der allopathischen Mittel demonstrieren ließe.

In den 1970er und 1980er Jahren, als die Popularität der Homöopathie rasch anwuchs, wurde die Herausforderung angenommen und bis 1991 wurden mehr als 100 solcher Versuche veröffentlicht, und zwar nicht nur in homöopathischen Zeitschriften, sondern auch in allopathischen wie *Lancet, British Medical Journal, British Journal of Clinical Pharmacology, Arzneimittelforschung, Presse Medicale, Therapiewoche* und *Deutsche Medizinische Wochenschrift*.

Die meisten Studien (42) erschienen auf Englisch, gefolgt von Deutsch (34), Französisch (30), Italienisch (1) und Portugiesisch (1). Folgende Zustände wurden behandelt: Krankheiten des Gefäßsystems (Hypertonie, Schlaganfall, Hitzegefühl, Blutungen, venöse Durchblutungsstörungen), Infektionen der Atemwege (trockener Husten, Sinusitis, Pharyngitis, banale Erkältung, Keuchhusten, Bronchitis, Tonsillitis, Heuschnupfen, Grippe und Asthma), gastrointestinale Störungen (Gastritis, Colon irritabile, Cholezystopathie, abdominelle Beschwerden), andere Infektionen (postoperative Infektionen, Zystitis, Furunkel, Fadenwürmer, Meningitis, Leukorrhoe), Pollinosis, postoperative Darmlähmung, rheumatische Erkrankungen (Osteoarthritis, Fibromyalgie, rheumatoide Arthitis, Fibrositis), Schmerzen (Verstauchungen des Sprunggelenkes, Migräne, Hämatome, Muskelschmerzen, Zahnextraktion, Quetschungen, Verbrennungen, Mastalgie, Zystitis, Hallux valgus), geistige und seelische Störungen und Probleme (Verhaltensstörungen bei Kindern, Schlafstörungen, Depressionen, Schwindel, Agitiertheit, Aphasie, Seekrankheit, nervöse Spannung) und schließlich eine Vielzahl „anderer Diagnosen" wie Störungen der Entbindung, Diabetes, postoperative Komplikationen, Gasvergiftungen, Myopie, Krämpfe, Lymphödem, Fußsohlenwarzen und Hautkrankheiten.[48]

Vier Fünftel der Studien (81) gaben ein positives Ergebnis an, während ein Fünftel keinen günstigen Einfluß durch die Homöopathie konstatierte.

Ein vom holländischen Gesundheitsministerium geförderter Überblick über die homöopathischen klinischen Versuche hielt fest, daß die Homöopathie „nicht nur bloß eine weitere Therapie, sondern eine besondere Anschauung in der Medizin ist", und es wurde die Schlußfolgerung gezogen, daß zwar die Beweiskraft dieser klinischen Versuche positiv sei, definitive Schlüsse aber wegen der geringen methodischen Qualität und der möglichen Parteilichkeit der Veröffentlichungen noch nicht gezogen werden könnten.[49]

Die Autoren meinten, es bestünden gute Gründe, die Homöopathie weiter auszuwerten, drangen aber darauf, daß dies „nur in gut durchgeführten Versuchen" geschehe.[10]

Was versteht man unter einem „gut durchgeführten" homöopathischen Versuch (jenseits der Frage, ob die allopathischen klinischen Versuche wirklich so „rigoros", wie es behauptet wird, durchgeführt werden)?[11]

Unglücklicherweise führen die unterschiedlichen Strukturen der homöopathischen und allopathischen therapeutischen Paradigmen zu zusätzlichen Komplikationen, wenn homöopathische Arzneien nach den Verfahren der allopathischen „klinischen Versuche" getestet werden.

Das wichtigste methodische Hindernis ist der Konflikt zwischen dem homöopathischen Versuch, die Behandlung zu individualisieren, die

---

[10] Klinische homöopathische Versuche werden ausführlich diskutiert in *Le Devenir de l'Homoeopathie* (Poitevin 1987), *Homöopathie in Indien* (Borghardt 1990) und *Forschung in der Homöopathie* (Righetti 1988).

[11] Zwar geht die allopathische Kritik an homöopathischen klinischen Versuchen immer wie selbstverständlich von der Annahme aus, daß die allopathischen Versuche selbst makellos durchgeführt werden, doch ist das in Wirklichkeit mit Sicherheit nicht der Fall. Donald Fredrickson, M.D., Direktor des *Federal medical research establishment* in Bethseda, Maryland („National Institutes of Health") behauptete 1977, von 31000 auf dem Gebiet der Gastroenterologie durchgeführten klinischen Versuchen seien nur 1% randomisiert gewesen; genauere Stichproben einer Gruppe von 100 Versuchen hätten ergeben, daß *kein einziger* die Voraussetzungen für einen überzeugenden Versuch aufgewiesen hätte (Coulter 1991, 97). Louis Lasagna schrieb 1971: „Der vollkommene Versuch ist nie durchgeführt worden. Den meisten Versuchen gebricht es an dem einen oder anderen Mangel" *(loc. cit.)*. Heute (1993) ist die Situation nicht besser, und man spricht sogar von einer „Krise" der klinischen Versuche.

Idiosynkrasie des Patienten zu behandeln, und der allopathischen Überzeugung, daß die Züge, die mehrere Patienten gemeinsam haben und sie zu einer „Gruppe" machen, von größerer Bedeutung sind.

Die Allopathie nimmt an, daß man eine Gruppe von Patienten, welche an der „gleichen Krankheit" leiden, zusammenstellen und das Mittel für diese „Krankheit" verschreiben kann. Auf diese Weise soll sich der Wert oder Unwert des Mittels nachweisen lassen können.[12]

Dies widerspricht nun aber dem homöopathischen Prinzip, sich von den eigentümlichen Symptomen des Patienten leiten zu lassen. Der holländische Überblick erwähnt das auch:

Ungewöhnliche Symptome, die nicht in die von der konventionellen Medizin anerkannten Symptomenkomplexe passen, können sogar für wichtiger als die regulären Symptome angesehen werden. Aus diesem Grunde ist die Homöopathie eine stark individualisierende Behandlung und behandelt Patienten, welche von der konventionellen Medizin gleich behandelt werden, unterschiedlich.[50]

Beim Versuch, die „homogene Gruppe", den Eckstein des allopathischen klinischen Versuches, zu definieren, führt dieser Unterschied zum Konflikt.

In der Allopathie wird die Gruppe anhand der gemeinsamen Symptome und der diesen „zugrunde liegenden" Pathologie ausgewählt. Die Homöopathie tut sich da viel schwerer: Wie ist es möglich, eine Gruppe von Patienten zusammenzustellen, die hinsichtlich der eigentümlichen Symptome homogen ist? Schließlich macht es wenig Sinn, ein einzelnes Mittel an einer Gruppe von Patienten zu testen, von denen viele nicht die „charakteristischen" Symptome aufweisen, die nach dem betreffenden Mittel verlangen.

Typisch für die methodische Konfusion, zu der dieses Dilemma führen kann, war eine Prüfung von *Arnica montana* bei akutem Schlaganfall, bei der nur 3 von 40 Patienten die klassischen Arnika-Symptome zeigten. Zwei dieser Patienten machten gute Fortschritte unter der Behandlung mit Arnika, die übrigen 38 aber nicht, und als Ergebnis der Prüfung wurde festgestellt, diese habe keine signifikante Besserung durch die homöopathische Behandlung ergeben.[51]

---

[12] Vergl. Coulter 1991, *The Controlled Clinical Trial, passim.*

Während aber nun einige Versuche vorschrieben, daß alle Patienten das gleiche homöopathische Mittel bekommen müßten, konnte der Arzt bei anderen individualisieren, was dann „als eine Prüfung der Homöopathie als System und weniger als Prüfung eines spezifischen Mittels" angesehen wurde [52]. Nun aber beklagten sich die Allopathen, solange das „System" geprüft würde, müßte es auch ihnen erlaubt sein, ein breites Spektrum von Mitteln anzuwenden.[53]

Wenn die Prüfung einmal begonnen hat, erheben sich neue methodische Schwierigkeiten. Die Allopathie nimmt an, daß der Patient während der gesamten Versuchsdauer an seiner Krankheit leidet. Für den Homöopathen ist das eine realitätsfremde Annahme. Korrekterweise kann er einen Patienten nicht während der ganzen Versuchsdauer mit dem gleichen Mittel behandeln, wenn sich die Symptome des betreffenden Patienten während dieser Zeit ändern; ein Wechsel der Symptome erfordert in der Homöopathie meist einen Wechsel des Mittels. Speziell dieser Umstand dämpft die Begeisterung des Homöopathen für Verfahren, bei denen der Arzt „blind" arbeitet, d.h. nicht weiß, welcher Patient das Mittel und welcher ein Placebo bekommt [54]. Der Homöopath kann den Zustand des Patienten dann nämlich kaum beurteilen.

Der Widerspruch, daß die Homöopathen sich auf die eigentümlichen und die Allopathen sich auf die gewöhnlichen Symptome stützen, führt zu einem weiteren Dilemma. Die gewöhnlichen Symptome lassen sich leicht mit „zugrundeliegenden" physiko-chemischen oder pathologischen Veränderungen in Verbindung bringen und werden dadurch hochbedeutsam für den klinischen Versuch: Für die anfängliche Diagnose, die Ausgangs- und die Endmessung. Eigentümliche Symptome lassen sich weniger leicht mit physiko-chemischen oder pathologischen Veränderungen identifizieren. Die holländische Übersicht bemerkt hierzu: „Bei den meisten Indikationen für die homöopathische Behandlung sind zunächst subjektive Symptome die wesentlichen Phänomene."[55]

Dies ist nun unvereinbar mit der allopathischen Bevorzugung „zugrundeliegender" physiko-chemischer und pathologischer Veränderungen als Basis für „Ausgangsmessungen".

Unabhängig von diesen Schwierigkeiten der Durchführung gibt es einen anderen Widerspruch zwischen beiden Ansätzen.

Der allopathische Versuch ist dazu bestimmt, neues Wissen zu erwerben, z.B. darüber, ob die „Krankheit X" durch die „Arznei Y" geheilt wird. Das Ergebnis, daß eine größere Anzahl von Patienten mit der „Krankheit X" sich durch die „Arznei Y" als durch ein Placebo bessern, bedeutet neues Wissen über die „Arznei Y".

Dem Homöopathen aber kann kein klinischer Versuch derartiges Wissen liefern. In der Homöopathie wird der Wirkungsbereich eines jeden Mittels nicht durch klinische Versuche bestimmt, sondern dadurch, daß das Mittel gesunden Personen gegeben und deren Symptome beobachtet werden, d. h. durch seine Prüfung. Bevor der Homöopath sich auf einen klinischen Versuch einläßt, weiß er schon, daß der Zustand des konkreten Patienten vor ihm höchstwahrscheinlich durch die Arznei geheilt wird, deren Prüfungssymptome den Symptomen des Patienten „am ähnlichsten" sind.

Das Ergebnis eines homöopathischen klinischen Versuches fügt dem ärztlichen Wissen über die jeweilige Arznei in der Regel nichts Neues hinzu. Wenn das Ergebnis gut ist, zeigt es lediglich, daß der Verantwortliche ein erfahrener Verschreiber war. Ist das Ergebnis schlechter als gut, kann das nur bedeuten, (1) daß die Patienten von vornherein unheilbar waren, d.h. so krank, daß selbst ein erfahrener Homöopath ihnen nicht helfen konnte, oder (2) daß das richtige homöopathische Mittel nie gegeben wurde, d.h. daß das Verschreibungsniveau unter einem akzeptablen Standard lag. Das Ergebnis eines Versuchs, bei dem das Verschreibungsniveau unbefriedigend war, interessiert die homöopathische Fachwelt verständlicherweise nicht.

Man kann festhalten, daß die bisher durchgeführten homöopathischen klinischen Versuche zumindest ebenso gute Ergebnisse wie die allopathischen brachten, trotz der schieren Unmöglichkeit, die homöopathische Technik in dieses Prokrustesbett zu zwängen. Zweifellos werden zukünftig noch viele derartiger Versuche veröffentlicht werden.

Angesichts theoretischer Unklarheiten auch in den Reihen der Homöopathen sei abschließend klargestellt: So erfreulich es wäre, wenn sich physikalisch-chemische Funktionen in der homöopathischen Arzneimittelwirkung entdecken und sinnvolle homöopathische klinische Studien entwickeln ließen, auf Wert oder Unwert, auf die Gültigkeit und Wirksamkeit der homöopathischen Therapie hat das keinen Einfluß, denn diese ist eine autonome, in sich wissenschaftliche Heilkunst.

3.7 Die Zukunft der Therapie

Das medizinische Denken muß immer wieder zu seinen Wurzeln, der reinen Erfahrung und Beobachtung, zurückkehren. Wenn die Theorie lang unter rationalistischer Kontrolle steht, weicht sie immer mehr von der reinen Beobachtung, dem Herzstück der Medizin, ab. Die Praxis entartet, die Patienten wenden sich vom medizinischen Rationalismus ab und anderen Heilweisen zu.

Die gegenwärtige Diskussion über die Medizin zeigt, daß die Zeit für einen Pendelausschlag zur empirischen Seite reif ist. Alle Voraussetzungen hierfür sind erfüllt. Die Öffentlichkeit setzt sich immer mehr von der Allopathie ab und wendet sich allen möglichen alternativen Heilweisen zu. Die Nachfrage nach Homöopathie wächst täglich. Die „Geburtshilfe am Fließband" hat die Bewegung für eine natürliche Geburt beschleunigt. Die Öffentlichkeit verlangt eine Reform der orthodoxen Medizin selbst.

Das Bündnis zwischen dem Ärztestand und der reichen Pharmaindustrie hat der allopathischen Medizin seinen Stempel aufgedrückt. Die Schulmedizin ist hoch technisiert, geschäftsorientiert, politisiert und unbeliebt bei den Patienten. Die Einkommen der Ärzte sind weiterhin hoch, die Kosten des Gesundheitswesens steigen in astronomische Höhen und drohen die Staatsetats zu sprengen, die Person des Arztes wird von den Patienten als immer unzugänglicher erlebt. Das Hauptproblem aber bildet die Zunahme der iatrogenen und chronischen Krankheiten.

In medizinischen Kreisen ist es schon lange kein Geheimnis mehr, daß der Erfolg des zwanzigsten Jahrhunderts bei der Beseitigung vieler akuter Krankheiten der Kindheit eine Zunahme der chronischen Krankheiten im späteren Leben mit sich gebracht hat. Iago Galdstone schrieb 1954:

In vielen Fällen erleben diejenigen, denen die Medizin das Leben gerettet hat, keine Bereicherung ihres Daseins, was das Wohlbefinden und die Gesundheit betrifft, sondern lediglich eine Verlängerung der Lebensdauer. Wer durch die Künste der modernen wissenschaftlichen Medizin vor dem Tod gerettet worden ist, ist allzu oft nur dazu gerettet worden, die Bürde verschiedener Krankheiten zu ertragen und in höherem Alter zu sterben. In den statistischen Tabellen scheinen diese Menschen willkommene Lebensjahre gewonnen zu haben, die möglicherweise (und oft auch tatsächlich) aber Jahre schmerzhafter Mühsal, unproduktive Jahre der Abhängigkeit sind, bei genauerem Hinsehen eher ein gesellschaftlicher und individueller Nachteil als eine Bereicherung... Man schätzt, daß mindestens ein Sechstel unserer Bevölkerung, d.h. 25 Millionen Menschen, an chronischen Krankheiten leiden. Mehr als die Hälfte von ihnen ist unter 45 Jahre alt.[56]

Bis vor kurzem wurde aber noch ignoriert, daß die Zunahme chronischer Krankheiten im mittleren und höheren Lebensalter (und selbst bei jungen Menschen) die Konsequenz gerade der schulmedizinischen Behandlung akuter Krankheiten ist, deren erfolgreiche Bekämpfung den Inhalt so vieler lobender Kommentare ausmacht.

Eine der Grundthesen der homöopathischen Theorie lautet, daß akute Krankheiten, die nach anderen Prinzipien als nach dem Similegesetz und dem Heringschen Gesetz behandelt werden, sich häufig in unheilbare chronische Krankheiten verwandeln. Alle Begleitumstände deuten darauf hin, daß sich aufgrund der allopathischen Therapie heute massenweise eine derartige Entwicklung vollzieht. Der Gebrauch und Mißbrauch mächtiger unspezifischer Arzneien ruft eine wahre Epidemie neuartiger Erkrankungen hervor, die ihre Existenz einzig den ärztlichen Maßnahmen verdanken.

In letzter Zeit räumen die Ärzte allmählich eine Zunahme der iatrogenen Krankheiten ein. Auf der 1966er Tagung des *American College of Physicians* berichtete ein Ausschuß, daß 5% aller Krankenhauseinweisungen wegen derartiger Krankheiten erfolgten [57]. Eine neuere Übersicht fügt hinzu, daß 18–30% aller Krankenhauspatienten irgendwelche Nebenwirkungen erleben, daß ein Siebtel aller Krankenhaustage der Versorgung dieser toxischen Nebenwirkungen gewidmet ist, und daß die jährlichen Kosten für die Patienten 3 *Milliarden* US$ betragen.[58] Andere Übersichten besagen, daß 1,5–5% aller Krankenhauspatienten an Arzneimittelreaktionen sterben.[59]

Diese Zahlen sind wahrscheinlich zu niedrig angesetzt. Ein Experte schätzte, daß nur 1% aller Nebenwirkungen gemeldet werden.[60] Einige Nebenwirkungen bemerken die Ärzte wahrscheinlich nicht oder schreiben sie anderen Ursachen zu. Vielleicht erwähnt der Patient sie auch überhaupt nicht. Und schließlich weiß der Arzt, daß eine Meldung über Nebenwirkungen sich gegen ihn selbst wenden kann, weil sie das Gespenst eines Kunstfehlerprozesses heraufbeschwört.

Einige Patienten reagieren sofort auf eine falsche Medikation; was aber ist mit denen, deren Reaktion Wochen, Monate oder Jahre dauert, bis sie manifest wird?

Die Allopathie hat einen anti-historischen Drall. Vergangenheit und Zukunft des Patienten werden nicht methodisch berücksichtigt. Ein Mitglied der *Boston Organon Society* beobachtete 1889, daß „die Allopathen nie an die zukünftige Gesundheit des Patienten denken", eine ständig wiederkehrende Klage der Homöopathen.[61]

An diesem Punkt schlägt das Problem der iatrogenen Krankheiten ins Problem der chronischen Krankheiten um. Das zwanzigste Jahrhundert benutzt zunehmend stärkere Arzneien und verschärft damit beide Probleme. Eine neue Dimension enthüllte sich kürzlich durch die Entdeckung, daß eine Arznei, die Schwangeren gegeben worden war, bei deren *Töchtern* Krebs verursacht zu haben scheint.[62]

Verschleiert wird das Problem der chronischen Krankheiten durch die Krankheitsstatistiken. Diese orientieren sich nicht am gesamten Zustand des Patienten in Gegenwart, Vergangenheit und Zukunft, sondern splittern diesen Zustand in einzelne „Krankheiten" auf, die jeweils für sich geheilt werden oder bestehen bleiben können. Das hat zur Folge, daß eine Person, die über einen Zeitraum von Jahren an vier oder fünf verschiedenen „Krankheiten" gelitten hat, jedesmal, wenn sie wieder im Stande ist, ein normales Leben zu führen, als „geheilt" geführt wird. Wenn sie wieder erkrankt, geht sie ohne Rücksicht auf das, was in der Vergangenheit war, in eine neue Statistik ein. Wenn die „Heilung" nur scheinbar war und in der Unterdrückung einiger hervorstechender Symptome bestand, war der Patient in Wirklichkeit die ganze Zeit krank. Ein wesentlicher Teil der Bevölkerung jedes fortgeschrittenen Industrielandes leidet an diesen unbenannten und unbenennbaren chronischen Krankheiten, die bis zu einem gewissen Maße durch eine ungeeignete allopathische Medikation verursacht und aufrecht erhalten werden.

Auch die Zusammenhänge zwischen den therapeutischen Maßnahmen und der Entwicklung von Geisteskrankheiten werden durch diese Art statistischer Manipulation verdeckt. Ein Drittel aller Krankenhausbetten in den USA wird gegenwärtig von Patienten belegt, die an geistigen Störungen leiden [63]. Der Homöopath macht keinen Unterschied zwischen körperlicher und geistiger Erkrankung, weil alle Krankheiten einen körperlichen und einen geistigen Aspekt haben; bei den „geistigen" Krankheiten treten bloß die geistigen Symptome besonders hervor.

Nach den im Heringschen Gesetz zusammengefaßten klinischen Beobachtungen verschiebt sich die Symptomatik beim Fortschreiten einer chronischen Erkrankung immer mehr in den geistigen Bereich.

Eine statistische Untersuchung über die Beziehung zwischen früherer Medikation und chronischen Krankheiten, sowie zwischen früherer körperlicher Symptomatik und späterer „Geisteskrankheit" ließe sich nur sehr schwer durchführen, und ihre Ergebnisse wären kaum eindeutig, doch darf durch die statistische Isolierung der einzelnen „Krankheiten" nicht vertuscht werden, daß die Existenz einer solchen Beziehung aus theoretischen Gründen höchst wahrscheinlich ist.

In den letzten Jahrzehnten sind die akuten Krankheiten der Kinder und Kleinkinder in die chronischen Krankheiten der Erwachsenen überführt worden. Die Arzneien, die mittlerweile am meisten verschrieben werden, wirken unterdrückend auf die akuten Krankheiten, die vormals in frühen Lebensjahren tödlich zu verlaufen pflegten. Das hat die Mortalitätsstatistiken in den USA verbessert und die Lebenserwartung erhöht. Der Ärztestand war schnell dabei, dies als eine große Errungenschaft zu feiern.

In gewisser Hinsicht war es tatsächlich eine bedeutende Errungenschaft. Viele werden lieber mit der milden Form einer chronischen Krankheit leben, als an einer akuten sterben. Im Zweiten Weltkrieg und späteren Kriegen retteten Sulfonamide, Penicilline und andere Antibiotika zweifellos vielen das Leben, die sonst an infizierten Wunden gestorben wären. Die Behandlung von Wunden liegt aber nun keineswegs außerhalb der homöopathischen Möglichkeiten und ist auch nicht das gleiche, wie die Behandlung innerer Krankheiten. Wenn letztere mit Antibiotika behandelt werden, bewirkt das oft die Umwandlung einer akuten Krankheit in eine chronische oder das Fortschreiten einer bei Behandlungsbeginn schon chronischen Krankheit.

Ein Sprecher des ärztlichen Berufsstandes wird diesen Trend rasch auf alle möglichen Faktoren, nur nicht auf die Praxis der Ärzte zurückführen. Und tatsächlich gibt es in einer hoch industrialisierten und technisierten Zivilisation eine Reihe von Faktoren, die chronische Krankheiten fördern. Trotzdem aber enthält die allopathischen Literatur selbst genügend Belege, daß die Verantwortung dafür zum Teil bei den Ärzten liegt und daß die Schulmedizin eine Hauptquelle für Krankheiten bleiben wird, solange sie fortfährt, diese Arzneien zu benutzen.

Am Beispiel der Antibiotika, die ein Eckpfeiler der heutigen allopathischen Therapie sind, läßt sich das Problem der Chronifizierung gut demonstrieren. Nichts erscheint logischer, als durch Mikroorganismen „verursachte" Krankheiten durch eine Vernichtung dieser Mikroorganismen zu behandeln. Außerhalb der Homöopathie kam auch nur wenigen der Gedanke, daß diese „logische" Überlegung lediglich eine neue Variante des uralten, instinktiven, empirisch nicht belegten rationalistischen Glaubens ist, eine Krankheit müsse nach der Lehre von den Gegensätzen behandelt werden, so daß Kankheitskeime im Organismus wie Kakerlaken in der Toilette zu eliminieren sind.

Wegen der scheinbaren logischen Stärke und Selbstverständlichkeit dieser Lehre wurde die Forschung nach Chemotherapeutika in den letzten Jahren sehr weit getrieben. Und was ist das Ergebnis? Rene Dubos hat beschrieben, wie der wahllose Gebrauch von Antibiotika dazu führt, ganze Klassen von Mikroben innerhalb des Organismus zu eliminieren, von denen einige von vitaler Bedeutung für sein ungestörtes Funktionieren sind:

Die normale Entwicklung verschiedener wichtiger Gewebe sowie ihre dauerhafte strukturelle und funktionelle Identität hängt ab von der stetig auf sie einwirkenden Stimulation durch bestimmte Mikrobenarten, die unter normalen Bedingungen immer vorhanden sind. Diese essentielle mikrobielle Besiedlung hat im Laufe der Evolution symbiotische Beziehungen mit dem Körper hergestellt, und ihre Beseitigung durch antibiotische Arzneien führt oft zu histologischen und physiologischen Abweichungen.[64]

Weiterhin stellt er fest, daß das wahre Problem in der Bakteriologie nicht darin besteht, *daß* der Organismus an Mikroben erkrankt, sondern daß viele andere Menschen mit der gleichen Mikrobe in ihrem Körper *nicht* krank werden:

Extrem virulente Krankheitserreger sind oft in den Geweben normaler Organismen, die weder Zeichen noch Symptome noch eine Krankheit aufweisen. Die kniffligste Frage der medizinischen Mikrobiologie lautet heute...: „Warum mißlingt es pathogenen Keimen so oft, eine Krankheit hervorzurufen, nachdem sie sich in den Geweben festgesetzt haben?" Merkwürdigerweise wird diese Frage selten gestellt und noch seltener einer experimentellen Analyse unterzogen... Die Ökologie mikrobieller Krankheiten wird von allgemeinen und lokalen Faktoren beeinflußt, die unabhängig von denjenigen Faktoren sind, die die Häufigkeit des Kontaktes mit infektiösen Keimen bestimmen.[65]

Ohne es zu wissen, ruft Dubos hier nach einem homöopathischen Ansatz. Als die Keimtheorie der Krankheiten eingeführt wurde, warnten die Führer der homöopathischen Ärzte ihre Kollegen, von denen einige durch die neuen Entdeckungen beeindruckt waren, daß, gleichgültig ob die Keime Ursache von Krankheiten seien oder nicht, ihre Beseitigung durch chemische Mittel nicht der geeignete Weg sei, den Patienten zu heilen:

Manche Homöopathen... scheinen zu fürchten, daß ihre Arzneien Krankheiten, die man für durch Mikroorganismen verursacht hält, nicht heilen können. „Wir müssen etwas mehr tun, als bloß einfach das spezifische Mittel verschreiben!" rufen sie. „Das Mittel kann nicht wirken, solange die Ursache der Krankheit vorhanden ist", sagen andere. Es ist zwar bekannt, daß diese Keime in einem *gesunden Menschen* nicht vorkommen, doch schafft die Krankheit des Individuums den Lebensraum, den üblen Boden für ihr Wachstum. Deshalb können sie nicht die Ursache der Krankheit sein. Diese Keime zerstören, heißt also in Wirklichkeit, eine Wirkung der Krankheit und nicht ihre Ursache vernichten... [66]

Bedauerlicherweise hatten die Homöopathen recht, wie die nachfolgende Entwicklung der Chemotherapie zeigt. Zwar ist diese Therapieform offenbar mitunter wirksam, aber selbst in akuten Fällen ist sie nicht zuverlässig, und wer vermag ihre chronischen Langzeitwirkungen abzuschätzen? Wenn Dubos recht hat, und daran scheinen kaum Zweifel zu bestehen, dann dürfte die wahllose Vernichtung der Mikroben im Organismus durch chemotherapeutische Mittel eine Hauptursache für schlechte Gesundheit und chronische Krankheiten sein. Die angemessene Therapie war immer, das Milieu, den Organismus durch eine spezifische Arznei zu kräftigen, damit er selbst mit den Mikroorganismen fertig werden könne.

Vor über 400 Jahren bemerkte der große empirischen Denker Paracelsus, daß *der Arzt die Krankheit so heilen muß, wie* sie *geheilt werden will, und nicht so wie* er *es will.* Paracelsus meinte, der Arzt müsse sich vor der Annahme hüten, daß das physiologische Beziehungsgeflecht mit abstrakten, aus anderen Quellen stammenden Denkmustern identisch sei. Speziell dachte er dabei an die galenische oder aristotelische Logik.

Wie mehrmals erwähnt, beruht die anhaltende Popularität der Idee der Behandlung durch Vernichtung von Keimen auf deren *logischer Anziehungskraft* und nicht auf Erfahrung. Weil der Organismus aber nur so, wie *er* es *erfahrungsgemäß* wünscht, geheilt werden kann und nicht so, wie der Arzt es will oder denkt, wird die andauernde Forschung nach chemotherapeutischen Mitteln nur zu immer destruktiveren Konsequenzen für die Volksgesundheit führen.

Rene Dubos hat auch eine andere in der gegenwärtigen Praxis weit verbreitete Gruppe von Medikamenten kommentiert, die „Blocker" oder „Stoffwechsel-Inhibitoren":

Der größte Teil der biologischen, physiologischen und biochemischen Forschungen hat sich bislang auf die Untersuchung von Phänomenen konzentriert, welche alle Lebewesen gemeinsam haben. Unter naturwissenschaftlichen Gesichtspunkten ist der Nachweis der fundamentalen Einheit aller chemischen Prozesse, die mit dem Leben verbunden sind, die größte Errungenschaft der modernen Biochemie. Bakterien, Hefepilze, Leberzellen, Muskeln von Tauben, die Nervenfasern des Tintenfisches usw. wurden nicht wegen ihrer spezifischen Eigenarten Objekte biologischer Untersuchungen, sondern aus Bequemlichkeit. Der Forscher benutzt diese Materialien zur Entdeckung allgemeiner biochemischer und physiologischer Gesetze, und nicht zur Identifizierung von Komponenten, die dem Organismus oder einer Funktion eigentümlich sind.

Zwar ist dieser sogenannte allgemeine Forschungsansatz ungeheuer fruchtbar für die Entdeckung von Strukturen und Reaktionen, die allen Lebensformen *gemeinsam* sind, er hat aber fast keine Erkenntnisse über Strukturen und Reaktionen hervorgebracht, welche die *Eigenarten* eines jeden Organes und einer jeden Funktion bestimmen. Dadurch hat sich die Erforschung der Stoffwechsel-Inhibitoren auf

Versuche beschränkt, Prozesse, welche allen Lebewesen gemeinsam sind, zu beeinflussen, und zwar aus dem einfachen Grund, weil dies die einzigen sind, welche man kennt. Mächtige Stoffwechsel-Inhibitoren sind aufgrund dieses Wissens synthetisiert worden, aber es fehlt ihnen gewöhnlich die Selektivität. Weil sie gegen fundamentale Prozesse gerichtet sind, beeinflussen sie viele verschiedene biologische Funktionen und neigen deshalb zu unterschiedlichen toxischen Nebenwirkungen, was ihre Brauchbarkeit stark beeinträchtigt. Leider ist die physiologische oder chemische Definition dieser spezifischen Eigenschaften und Aktivitäten ein gegenwärtig stark vernachlässigter Aspekt der Biologie.[67]

Hier kann man das Versagen der orthodoxen Theorie ihrem Glauben an die Krankheits-Entität zuschreiben. Eine medizinische Theorie, welche die gemeinsamen Eigenschaften vieler leicht unterschiedlicher Krankheitsfälle als Richtschnur für die therapeutische Forschung im Auge hat, muß versuchen, Arzneien zu entwickeln, die bei einem breiten Spektrum von Zuständen angewendet werden können. Im Falle der „Inhibitoren" und „Blocker" hat man nach den allgemeinsten Mechanismen geforscht, und das Ergebnis ist eine erhöhte Toxizität.

Nach der homöopathischen Theorie ist die „Blockierung" metabolischer Prozesse, selbst wenn die „Blocker" eine größere Spezifität besäßen, nie kurativ, sondern nur destruktiv. Die im Heringschen Gesetz enthaltenen homöopathischen Erfahrungen zeigen, daß die Unterdrückung solcher Krankheitssymptome oft zu chronischen Krankheiten Anlaß geben muß, und je stärker die Arzneien werden, desto häufiger müssen Krankheiten entstehen.[13]

Das Konzept der Krankheits-Entität liegt auch der Erforschung antibiotischer Medikamente zugrunde. Allen Patienten mit einem bestimmten Bazillus, Virus oder anderen Keim werden mit dem Medikament behandelt, das den speziellen Mikroorganismus vermutlich beseitigt, ohne Rücksicht auf die symptomatischen Besonderheiten des individuellen Kranken. Und dann wundert sich der Arzt, daß das Medikament mitunter unnütz ist!

---

[13] Dr. Leighton Cluff meinte 1966 beim Treffen des *American College of Physician's:* „In dem Maße, wie die Anzahl der Medikamente zunimmt, muß man logischerweise erwarten, daß auch die mit diesen Medikamenten zusammenhängenden Probleme zunehmen" *(Newsweek,* May 2, 1966).

Die Erfahrung zeigt, daß die hochspezifischen Indikationen, wie man sie für eine präzise Therapie braucht, nur in den symptomatischen Indikationen der Homöopathie zu finden sind, denn pathologische Indikationen sind zu grob, als daß sie die Grundlage einer spezifischen Therapie bilden könnten. So lange man fortfährt nur pathologische Indikationen zu benutzen und die Pharmaindustrie immer stärkere Medikamente synthetisiert, wird die Schulmedizin eine Hauptquelle von Krankheit in der modernen Gesellschaft bleiben.

Die theoretischen und praktischen Schwierigkeiten der heutigen Schulmedizin werden dadurch vermehrt, daß die mangelhafte rationalistische pharmakologische Theorie stark mit kommerziellen Interessen verquickt ist. Der Streß der Praxis hält den Arzt davon ab, zu genau die logischen Grundlagen der von ihm verwendeten Medikamente zu untersuchen, und die für die Entwicklung neuer Medikamente Verantwortlichen stehen unter einem ähnlichen Druck, keine Gedanken an deren Langzeitwirkungen zu verschwenden.

Dieser Mißstand wird sicher nicht freiwillig von den Ärzten behoben werden. Ein Berufsstand mit einem derartig hohen Einkommen wird kaum den Vorreiter bei seiner eigenen Reform spielen. Es gibt aber deutliche Anzeichen für eine Revolte der Arzneikonsumenten, die mit der Zeit den Ärztestand dazu bewegen dürfte, sein therapeutisches Vorgehen zu überdenken.

Er wird die empirischen Annahmen über die Natur von Krankheit und Gesundheit ernsthaft in Betracht ziehen müssen.

Der medizinische Empirismus hat in der Geschichte immer die Übertreibungen der rationalistischen Lehre korrigieren helfen. Als Spiegelbild des medizinischen Rationalismus gleicht er dessen Fehler aus. Er ist holistisch statt analytisch, sanft statt heftig, heilend statt unterdrückend und geht vorsichtig vorwärts, anstatt sich Hals über Kopf auf jede angebliche „Entdeckung" der pharmazeutischen Industrie zu stürzen.

Der empirische Arzt ist nüchtern und realistisch. Zu Beginn sondert er das Mögliche vom Unmöglichen. Er schielt nicht auf die Pharmaindustrie, um sich die harte Arbeit der Heilung Kranker zu erleichtern, denn es liegt nicht in der Natur der Krankheiten, ohne harte Arbeit vom Arzt geheilt zu werden.

Die rationalistische Medizin hat viele Defekte mit denen unserer technisch orientierten Zivilisation gemeinsam. Die Konzentration auf die Analyse macht den Praktiker für alle Folgen blind, die im Lichte der vorhandenen Theorie nicht vorhersehbar sind. Er vergißt, daß er es mit einem menschlichen Wesen zu tun hat, einer einzigartigen Einheit. Er ist nicht an der gesamten Person interessiert, an der Ökologie ihres inneren Milieus. Er verfolgt Mikroben oder andere vermeintliche Kausalfaktoren bis in alle Ecken und Winkel des Organismus und vergißt, daß er die innere Ökologie des Organismus dadurch vielleicht für immer durcheinander bringt.[68]

Schon seit längerem sind wir Zeuge davon, wie die westliche Zivilisation in eine Periode eintritt, wo sie das blinde Streben nach technischem „Fortschritt" überdenkt und die Annahmen, die dem Fortschrittsdenken und -handeln zugrunde liegen, neu bewertet. Die weithin unvorhergesehenen Probleme, die der Fortschritt mit sich gebracht hat (die sogenannte „ökologische Krise"), haben ihre Parallele in der Krise der Medizin; es wirken dort die gleichen soziologischen und psychologischen Faktoren. Man darf hoffen, daß die allgemeine Besorgnis über die äußeren Aspekte dieser Krise sich bald auch auf die Medizin erstrecken wird und das wahre Ausmaß der „inneren", medizinischen Krise, jenseits der gängigen, oberflächlichen Kritik an „Mißständen" des Gesundheitswesens oder an einzelnen „Skandalen" den Menschen zu Bewußtsein und zur Sprache kommt. Ebenso darf man hoffen, daß sich befähigte und integre Menschen innerhalb und außerhalb der Medizin finden, die es sich zur Aufgabe machen, die medizinische Theorie den Erfordernissen der Zeit entsprechend umzuformen.

3.8 Anmerkungen

[1]   Feinstein 1983, 848.
[2]   Coulter 1991, *The Controlled Clinical Trial*, 35–37.
[3]   Spence 1953, 629.
[4]   Walshe 1950, 784.
[5]   Die gesamte Problematik des statistischen Wirksamkeitsnach-
       weises ist besprochen in: Coulter 1991, *The Controlled Clinical
       Trial*, und Kienle und Burkhardt 1983.
[6]   Bernard 1957, 134–135.
[7]   Chassan 1960, 173,184.
[8]   Hoffer and Osmond 1960–1961, 222.
[9]   Louis Lasagna in: Talalay 1964, 100
[10]   Rene Dubos in: *ibid.*, 37.
[11]   Louis S. Goodman in: *ibid.*, 54.
[12]   Drill 1954, 1/16.
[13]   Goodman und Gilman 1965, 21.
[14]   Drill 1954, 1/19.
[15]   *Proceedings of the Institute on Drug Literature Evaluation, Philadel-
       phia, Pensylvania, March 11–15, 1968.* Washington 1968, 95.
[16]   Modell 1960, 769.
[17]   Zusammengefaßt in: *Annual Review of Medicine* IX (1958), 349.
[18]   In: Talalay 1964, 93–94.
[19]   Kent 1926, 206.
[20]   Dunham 1885, 13.
[21]   Feinstein 1983, 845.
[22]   Coulter 1991, *The Controlled Clinical Trial*, 35–37.
[23]   *North American Journal of Homoeopathy* XXII (1873–1874),
       216–217.
[24]   Diese Forschungen gipfelten in der Formulierung des Arndt-
       Schulz-Gesetzes, der Bierschen Regel, der Koetschau-Regel
       typischer Wirkungen, der Wilderschen Regel des Originalwer-
       tes usw. Wegen Einzelheiten vergl.: Boyd 1936, 298.
[25]   Ein neueres Beispiel ist die folgende Arbeit, die von der medizi-
       nischen Fakultät der Universität Marburg *als Dissertation ange-
       nommen* wurde: *Homöopathie – Eine kritische Analyse kontrover-
       ser Argumente* (Schaffrath 1990). Kaum eine homöopathische

Grundposition ist hier korrekt referiert, so daß die ganze Diskussion irreal anmutet.

[26] Coulter 1975.
[27] Bertrand 1912, 616–618.
[28] *Science* 72 (1930), 526.
[29] Zinsser et al. 1939, 344.
[30] *British Medical Journal* (1943), II, 654. Fleming 1946, 26.
[31] Krawkow 1923, 277–306.
[32] Stearns 1925: *Experiments with Homoeopathic Potentised Substances.* Besprochen in: Stephenson 1955, 327–335.
[33] Stearns 1925: *Experimental Data,* 433–444, 790–792.
[34] König 1927, 581–593.
[35] Vondracek 1929, 535–538.
[36] Junker 1928, 647–672.
[37] Paterson et al. 1941, 301–309.
[38] Persson 1930, 1055–1090.
[39] Persson 1933, 249–267.
[40] Boyd 1954.
[41] *The Daily Telegraph,* August 19, 1954.
[42] Kolisko 1961.
[43] *Congres National du Societe Homoeopathique de France,* 1948. Besprochen in: Stephenson 1955.
[44] Brucato et. al. 1966, 281–286.
[45] Boericke et al. 1963, 363–366. 1965, 158–167. Smith et al. 1966, 263–280. Smith et al. 1968, 197–212.
[46] Young 1975: *Nuclear Magnetic Resonance,* 8–16. 1975: *Anomalous Effects,* 10–12.
[47] Sacks 1985, 172–175.
[48] Kleijnen *et al.* 1991, 316–323.
[49] *Ibid.,* 316–317.
[50] *Ibid.,* 317.
[51] Scofield 1984, 163.
[52] *Loc. cit.*
[53] Huston 1979, 529–530.
[54] *op. cit.,* 164. Kleijnen *et al.* 1991, 317.
[55] Kleijnen *et al.* 1991, 317.
[56] Galdston 1954, 81–83.
[57] *Newsweek,* May 2, 1966, 66.

[58] Melmon 1971, 1361–1368.
[59] Shapiro 1971, 467–472; O'Brian 1969, 8–14. United States, 1967–1970.
[60] OBrian 1969, 11.
[61] *Homoepathic Physician* IX (1889), 128.
[62] Herbst 1971, 878–881.
[63] *Hospitals* XLV (August 1, 1971), Guide Issue, II, 447.
[64] Talalay 1964, 42.
[65] Dubos 1958, 14, 26. An anderer Stelle merkt Dubos an, daß viele Kollegen seinen Ansichten nicht zustimmen (*Ibid.*, V).
[66] *Homoeopathic Physician* III (1883), 109. Vergl. auch *Cincinnati Medical Advance* IX (1880), 92–97; *Transactions of the Pacific Homoeopathic Medical Society* I (1874–1876), 166; *Homoeopathic Physician* IV(1884), 267, 334; IX (1889), 369; V (1885), 7–10; VII (1887), 442.
[67] Talalay 1964, 38–39.
[68] Vergl. z.B. „The Other Pollution – Internal." by Peter Beaconsfield, M.D., in *The New York Times*, January 11, 1971.

4. Bibliographie

Ackerknecht, Erwin H.: „Aspects of the History of Therapeutics." Bulletin of the History of Medicine 36 (1962), 389–419.

Ameke, Wilhelm: Die Entstehung und Bekämpfung der Homöopathie. Berlin 1884.

Aristoteles: Die Nikomachische Ethik. Übersetzt von Olof Gigon. München 1984.

—: Metaphysik. Übersetzt von Franz F. Schwart. Stuttgart 1984.

Barnard, G.P and James H. Stephenson: „Fresh Evidence for a Biophysical Field." Journal of the American Institute of Homoeopathy LXII (1969), 73–85.

Batholow, Roberts: On the Antagonism Between Medicines and Between Remedies and Diseases. New York 1881.

Bayr, Georg: Hahnemanns Selbstversuch mit der Chinarinde im Jahre 1790. Heidelberg 1989.

Bernard, Claude: Eine Einführung in das Studium der experimentellen Medizin (Paris 1865). Leipzig 1961.

Bertrand, Gabriel: „Extraordinaire Sensibilite de l'Aspergillus Niger vis-a-vis du Manganese." Comptes Rendus de'Academie des Sciences 154 (1912), 616–618.

Boericke, Garth W. und Rudolph B. Smith: „Modern Aspects of Homoeopathic Research." Journal of the American Institute of Homoeopathy 56 (1963), 363–366; 58 (1965), 158–167.

Borghardt, T.: Homöopathie in Indien. Berg 1990.

Boyd, Linn J.: A Study of the Simile in Medicine. Philadelphia 1936.

—: „Biochemical and Biological Evidence of the Acivity of High Potencies." British Homoeopathic Journal 54 (1954). Reprint in: Journal of the American Institute of Homoeopathy 62 (1969), 199–251.

Brown, John: The Elements of Medicine, New Hampshire 1804.

Brucato, Albert und James Stephenson: „Dielectric Strength Testing of Homoeopathic Dilutions of $HgCL_2$." Journal of the American Institute of Homoeopathy 59 (1966), 281–286.

Brunn, von W.L.: „Homöopathie als medizingeschichtliches Problem." Sudhoffs Archiv für Geschichte der Medizin 48 (1964), 137–156.

Chassan, J.B.: „Statistical Interference and the Single Case in Clinical Desingn." Psychiaty XXIII (1960), 173–184.

Coulter, Harris Livermore: Homoeopathic Influences in Nineteenth-Century Allopathic Therapeutics. Washington 1973.

—: Devided Legacy: A History of the Schism in Medical Thought. Volume I: The Patterns Emerge: Hippokrates to Paracelsus. Washington 1975. Volume II: Progress and Regress: J.B. van Helmont to Claude Bernard. Washington 1977. Volume III: The Conflict Between Homoeopathy and the American Medical Association. Science and Ethics in American Medicine 1800–1810. Second Edition, Berkeley 1982. Volume IV erschien 1993 unter dem Titel: The Bacteriological Era, 1870–1990.

—: Homöopathische Wissenschaft und moderne Medizin. St. Gallen 1991.

—: The Controlled Clinical Trial: an Analysis. Washington 1991.

Cullen, William: A Treatise of the Materia Medica. Edinburgh 1789. William Cullen's Abhandlung über die Materia Medica nach der nunmehr vom Verfasser selbst ausgearbeiteten Originalausgabe. Übersetzt und mit Anmerkungen versehen von Samuel Hahnemann. 2 Bde. Leipzig 1790.

—: A Synopsis of Methodical Nosology in Which the Genera of the Disorders are Particularly Defined and the Special Added, with the Synonimous of Those from Sauvages. Translated from the Fourth Edition by Henry Wilkins, Philadelphia 1793.

—: First Lines of Practice of Physick. Four Volumes. Edinburgh und Boston 1788.

Davis, Nathan Smith: History of Medicine with the Code of Medical Ethics. Chicago 1903.

Dewhurst, Kenneth: Dr. Thomas Sydenham (1624–1689). His Life and Original Writings. Berkeley und Los Angeles 1966.

Drill, Victor A.: Pharmacology in Medicine. New York 1954.

Dubos, Rene, ed.: Bacterial and Mycotic Infections of Man. Third Edition. Philadelphia and Montreal 1958.

Dunham, Carroll: Homoeopathy, the Science of Therapeutics. Philadelphia 1885.

Feinstein, , Alvan R.: „An Additional Basic Science for Clinical Medicine." Annals of Internal Medicine 99 (1983), 393–397, 544–550, 705–712, 843–848.

Frick, Melchior: Tractatus Medicus de Virtute Veneniorum. Ulm 1710.

Fleming, Alexander: Chemotherapy, Yesterday, Today and Tomorrow. Camebridge 1946.

Galdston, Iago: The Meaning of Social Medicine. Camebridge 1954.

Galen, Claudius: Medicorum Graecorum Opera Quae Exstant: Claudii Galeni Opera Omnia. 20 Bände. Leipzig 1821–1833.

Goodman, L.S. and Gilman, Alfred: The Pharmacological Basis of Therapeutics. New York 1965.

Haehl, Richard: Samuel Hahnemann. Sein Leben und Werk. 2 Bde. Leipzig 1922.

Haeser, Heinrich: Lehrbuch der Geschichte der Medizin und der epidemischen Krankheiten. Erster Band: Geschichte der Medicin. Zweite Auflage, Jena 1868.

Hahnemann, Samuel: Anleitung alte Schäden und faule Geschwüre gründlich zu heilen nebst einem Anhange über eine zweckmäsigere Behandlung der Fisteln, der Knochenfäule, des Winddorns, des Krebses, des Gliederschwamms und der Lungensucht. Leipzig 1784.

—: Unterricht für Wundärzte über die venerischen Krankheiten, nebst einem neuen Quecksilberpräparate. Leipzig 1789.

—: Freund der Gesundheit. Bd. 1, H. 1, Frankfurt a.M. 1792; Bd. 1, H. 2, Leipzig 1795.

—: „Einige Arten anhaltender und nachlassender Fieber." Journal der practischen Arzneykunde und Wundarzneykunst 5 (1797), St.1, 22–51.

—: Fragmenta de viribus medicamentorum positivis sive in sano corpore humano observatis. Leipzig 1805.

—: Organon der rationellen Heilkunde. Dresden 1810.

—: Friedrich Hahnemann's, des Sohnes, Widerlegung der Anfälle Hecker's auf das Organon der rationellen Heilkunde. Dresden 1811.

—: Dissertatio historico-medica de Helleborismus Veterum quam. Leipzig 1812.

—: Reine Arzneimittellehre. Band 2. Erste Auflage. Dresden 1816.

—: Die chronischen Krankheiten, ihre eigenthümliche Natur und homöopathische Heilung. 4 Bde. Dresden und Leipzig 1828, 1828, 1828, 1830. Zweite Auflage, 5 Bde., Dresden und Leipzig 1835, 1835, Düsseldorf 1837, 1838 und 1839.

—: Kleine medicinische Schriften. Herausgegeben von Ernst Stapf. Dresden und Leipzig 1829.

—: Reine Arzneimittellehre. Bd. 1 und 2. Dritte Auflage, Dresden und Leipzig 1830, 1833. Bd. 3–6. Zweite Auflage, Dresden und Leipzig 1825, 1825, 1826, 1827.

—: Die Allöopathie. Ein Wort der Warnung an Kranke jeder Art. Leipzig 1831.

—: Aufruf an denkende Menschenfreunde über die Ansteckungsart der asiatischen Cholera. Leipzig 1831.

—: Organon der Heilkunst. Fünfte Auflage. Dresden und Leipzig 1833.

—: Lesser Writings. Herausgegeben von R.E. Dudgeon. New York 1852.

—: Organon der Heilkunst. 6. Auflage. Leipzig 1921.

Handley, Rima: Eine homöopathische Liebesgeschichte. München 1993.

Harrison, J.H.: Elements of Materia Medica and Therapeutics. Cincinatti 1845.

Hecker, August Friederich: „S. Hahnemann neues Organon der rationellen Heilkunde."
Annalen der gesammten Medicin 2 (1810), 37–75, 193–256.

Herbst, Ulfelder and Poskanzer: „Adenocarcinoma of the Vagina: Association of Maternal Silbestrol Therapy with Tumor Appearance in Young Women." New England Journal of Medicine 284 (1971), 878–881.

Hering, Constantin: „Hahnemann's Three Rules Concerning the Rank of Symptoms."
Hahnemannian Monthly 1 (1865), 5–12.

—: Analytical Therapeutics. New York und Philadelphia 1875.

—: Herings Medizinische Schriften in drei Bänden. Göttingen 1988.

Hippocrates: Die Werke des Hippokrates: Die hippokratische Schriftensammlung in neuer Übersetzung. Hrsg. Richard Kapferer. Stuttgart 1934.

Hoffer, A. und Osmond, H.: „The Double-Blind Clinical Trials." Journal of Neuropsychiatry II (1960), 221–227.

Hunter, John: Abhandlung über die venerische Krankheit. Leipzig 1784.

—: Works. Four Volumes. London 1837.

—: Sämtliche Werke praktischen Inhalts nach der neuesten englischen Ausgabe von Palmer und der französischen von Richold. Berlin 1848–1850.

James, Henry: Letters of William James, edited by his son, Henry James. Boston 1920.

Junker, Hermann: „Die Wirkung extremer Potenzverdünnungen auf Organismen."
Pflügers Archiv 219 (1928), 647–672.

Kent, James Tylor: New Remedies, Clinical Cases, Lesser Writings, Aphorisms, and Percepts. Chicago 1926.

Kienle, Gerhard und Rainer Burkhardt: Der Wirksamkeitsnachweis für Arzneimittel. Analyse einer Illusion. Stuttgart 1983.

King, Lester Snow: The Medical World of the 18th Century. Chicago 1963.

Kleijnen, Jos, Paul Knipschild und Gerben ter Riet: „Clinical Trials of Homoeopathy."
British Medical Journal 302 (1991), 316–323.

Kolisko, L.: Physiologischer und physikalischer Nachweis der Wirksamkeit kleinster Entitäten – 1923–1959. Stuttgart 1961.

König, Karl: „Über die Wirkung extrem verdünnter (homöopathisierter) Metallsalzlösungen auf Entwicklung und Wachstum von Kaulquappen." Zeitschrift für die gesamte experimentelle Medizin 56 (1927), 581–593.

Krawkow, N.P.: „Über die Grenzen der Empfindlichkeit des lebenden Protoplasmas."
Zeitschrift für die gesamte experimentelle Medizin 34 (1923), 279–306.

Kroenke, Kurt und David Mangelsdorff: „Common Symptoms in Ambulatory Care: Incidence, Evaluation, Therapy, and Outcome." The American Journal of Medicine 86 (1989), 262–266.

Lee, Charles Alfred: Homoeopathy: An Introductory Address to Students of Starling Medical College, November 2, 1853. Columbus 1853.

Levine, L.: „Die Nebenwirkungen der Arzneimittel." Pharmacologisch-Klinisches Handbuch. Dritte Auflage. Berlin 1899.

Lippmann, von Edmund O.: Beiträge zur Geschichte der Naturwissenschaften und der Technik. Zweiter Band. Weinheim 1953.

Lux, Johan Joseph Wilhelm: Die Isopathik der Contagionen. Leipzig 1833.

Melmon, Kenneth L.: „Preventable Drug Reactions – Causes and Cures." New England Journal of Medicine 284 (June 17, 1971), 1361–1368.

Modell, Walter: „The Sensitivity and Validity of Drug Evaluations in Man." Clinical Pharmacology and Therapeutics I (1960), 769–776.

O'Brian, William M.: „Drug Testing: Is Time Running Out?" Bulletin of the Atomic Scientists (January 1969), 8–14.

Paracelsus: Theophrastus von Hohenheim, genannt Paracelsus: Sämtliche Werke. I. Abteilung. Medizinische, naturwissenschaftliche, und philosophische Schriften. Hrsg. Karl Sudhoff und Wilhelm Matthiessen. München und Berlin 1922–1925, 1928–1933; II. Abteilung: Die theologischen und religionsphilosophischen Schriften. München, Berlin, Wiesbaden 1923–1955.

Paterson, J. W.E. Boyd: „A Preliminary Test of the Alteration of the Schick Test by a Homoeopathic Potency." British Homoeopathic Journal 31 (1941). 301–309.

Persson, W.M.: „The Principle of Catalysis in Biochemistry and Homoeopathy." Journal of the American Institute of Homoeopathy 23 (1930), 1055–1090.

–: „Effects of Very Small Amounts of Medicaments and Chemicals on Urease, Diastase, and Trypsin." Archives Internationales de Pharmacodynamie et de Therapie 46 (1933), 249–267.

Piedvache, H.: Etudes de Therapeutique Experimentale. Paris 1887.

Poitevin, Bernhard: Le Devenir de l'Homoeopathie. Paris 1987.

Puschmann, T.: Handbuch der Geschichte der Medizin. Drei Bände. Jena 1905.

Rapou, Auguste: Histoire de la Doctrine Medicale Homoeopathique. 2 Bde. Paris 1847.

Righetti, Marco: Forschung in der Homöopathie. Göttingen 1988.

Sacks, Adam D.: „Nuclear Magnetic Resonance Spectroscopy of Homoeopathic Remedies." Journal of Holistic Medicine 5:2 (1985), 172–177.

Schaffrath, Bettina: Homöopathie – Eine kritische Analyse kontroverser Argumente. Inauguraldissertation. Ulm 1990.

Schmeer, E.H.: „Hahnemann und Paracelsus." Allgemeine Homöopathische Zeitschrift 238 (1993), 155–159.

Schmidt, Josef M.: Bibliographie der Schriften Samuel Hahnemanns. Rauenberg 1989.

Scofield, A.M.: „Experimental Research in Homoeopathy – A Critical Review." British Homoeopathic Journal 73:4 (Juli 1984), 161–226.

Searle, Alfred B., The Use of Colloids in Health and Disease. London 1920, 79.

Shapiro, S. et al.: „Fatal Drug Reaction among Medical Inpatients." Journal of the American Medical Association 216 (April 19, 1971) 467–472.

Smith, Rudolph B. und Garth W. Boericke: „Modern Instrumentation for the Evaluation of Homoeopathic Drug Structure." Journal of the American Institute of Homoeopathy 59 (1966), 263–280.

–: „Changes caused by Succussion on N.M.R. Patterns and Bioassay of Bradykinin Triacetate (BKTA) Succussions and Solutions." Journal of the American Institute of Homoeopathy 61 (1968), 197–212.

Spence, Sir James: „The Methodology of Clinical Science." The Lancet (September 26, 1953).

Sprengel, Curt: Histoire de la Medicine. 10 Bde. Paris 1814–1822.

Stearns, G.B.: „Experiments with Homoeopathic Potentised Substances Given to Drosophila Melanogaster with Hereditary Tumors." Homoeopathic Recorder 40 (1925).

—: „Experimental Data on One of the Fundamental Claims in Homoeopathy." Journal of the American Institute of Homoeopathy 18 (1925), 433–444, 790–792.

Stephenson, James: „A Review of Investigations into the Action of Substances in Dilutions Greater than 10^{-24} (Microdilutions)." Journal of the American Institute of Homoeopathy XLVIII (1955), 327–335.

Stoerk, Anton von: Libellus, quo demonstratur: Stramonium, Hyosciamum, Aconitum non solum tuto posse exhiberi usu interno hominibus, verum et ea esse remedia in multis morbis maxime salutifera. Wien 1762.

—: Abhandlung von dem sicheren Gebrauch und der Nutzbarkeit des Stechapfels, des Bilsenkrautes und des Eisenhütleins. Übersetzt von Salomon Schinz u.a. Zürich 1763.

Talalay, Paul, ed.: Drugs in Our Society. Baltimore 1964.

Tessier, Jean Paul: „Les Precurseurs de M. Pasteur." Bulletin de la Societe Medicale Homoeopathique de France 26 (1884–1885), 97–101, 177–192.

Tischner, Rudolf: Geschichte der Homöopathie. Erster Teil: Die Vorläufer der Homöopathie. Zweiter Teil: Hahnemann, Leben und Werk. Dritter Teil: Ausbreitung der Homöopathie (bis 1850). Vierter Teil: Die Homöopathie nach 1850. Leipzig 1932–1939.

United States Senate: Competitive Problems in the Drug Industry. Hearings Before the Subcommittee on Monopoly of the Select Committee on Small Business. Ninteenth Congress, First and Second Sessions. Parts 1 to 17. Washington 1967–1970.

Virchow, Rudolf: „Die Cellular-Pathologie im Gegensatz zur Humoral- und Solidarpathologie." Archiv für pathologische Anatomie und Physiologie und für klinische Medicin 8 (1855), 3–39.

Vondracek, Vladimir: „Die Sterblichkeit der Kaulquappen in Ultralösungen." Zeitschrift für die gesamte experimentelle Medizin 66 (1929), 535–538.

Walshe, F.M.R.: „On Clinical Medicine." The Lancet (December 16, 1950).

Weber, Georg Adolph: Der Milzbrand, eine unter dem Rindviehe, den Pferden, und Schweinen häufig herrschende Seuche, und deren sicherstes Heilmittel. Leipzig 1836.

Wilkinson, C.J.: James John Wilkinson. London 1911.

Wilkinson, James John Garth: The Human Body and Its Connexion With Man. Third Edition. London 1918.

Windelband, Wilhelm: Lehrbuch der Geschichte der Philosophie. Tübingen 1980.

—: Geschichte und Naturwissenschaft. Straßburg 1904.

Young, Timothy M.: „Nuclear Magnetic Resonance Studies of Succussed Solutions." Journal of the American Institute of Homoeopathy 68 (1975), 8–16.

—: „Anomalous Effects in Alcohol-Water-Solutions." Review of Mathematical Physics 13 (1975), 10–12.

Zinsser, Hans, John F. Enders, and Leroy D. Fothergill: Immunity. New York 1939, 344.

5. Namensverzeichnis

Notizen

Notizen